Binapani Barik
Prafulla Kumar Sahu
Dinesh Kumar Sharma

Raloxifeno em comprimidos de libertação imediata para osteoporose pós-menopausa

AF210387

Binapani Barik
Prafulla Kumar Sahu
Dinesh Kumar Sharma

Raloxifeno em comprimidos de libertação imediata para osteoporose pós-menopausa

ScienciaScripts

Cover image: www.ingimage.com

This book is a translation from the original published under ISBN 978-620-3-19414-2.

Publisher:
Sciencia Scripts
is a trademark of
Dodo Books Indian Ocean Ltd. and OmniScriptum S.R.L publishing group

120 High Road, East Finchley, London, N2 9ED, United Kingdom
Str. Armeneasca 28/1, office 1, Chisinau MD-2012, Republic of Moldova, Europe
Managing Directors: Ieva Konstantinova, Victoria Ursu
info@omniscriptum.com

Printed at: see last page
ISBN: 978-620-3-60391-0

Conteúdos

Introdução

Os produtos farmacêuticos têm dado um grande contributo para melhorar o estado de saúde dos pacientes ao longo das últimas décadas. Ao mesmo tempo, as suas despesas aumentaram rapidamente, com os gastos em medicamentos a ultrapassarem o crescimento económico em muitos países. Muitos economistas têm especulado que, se a despesa com os cuidados de saúde continuar a aumentar ao ritmo actual, as economias da maioria dos países serão severamente afectadas. A maioria dos governos começou, portanto, a implementar medidas de contenção de custos para abrandar a taxa de despesas com os cuidados de saúde e tem-se concentrado em maior grau nas despesas farmacêuticas. Uma vez que os genéricos são geralmente comercializados a preços substancialmente mais baixos do que os produtos de marca original e, com o aumento do custo dos cuidados de saúde; isto tornou-os uma opção atraente para os fornecedores de cuidados de saúde e governos.

O aumento das medidas de limitação de custos utilizadas pelos governos e um fluxo constante de expiries de patentes reflectem que o mercado global de genéricos continua a crescer. Só nos EUA, os medicamentos que valem colectivamente mais de 62 mil milhões de dólares em 2006, as vendas de 2008-12, com os genéricos como o Pfizer's blockbuster Lipitor no final acentuado da erosão dos genéricos, deverão deixar de ser patente durante 2008-12. No entanto, com o mercado dos EUA cada vez mais difícil de penetrar, e as vendas de genéricos tanto no Reino Unido como na Alemanha a abrandar, os fabricantes de genéricos estão à procura noutros locais para causar impacto. Mercados em países como França, Itália, Espanha e Japão que têm sido lentos a fazer uso de genéricos podem ser alvos privilegiados. Contudo, um novo relatório de monitorização de dados descobriu que existem potenciais armadilhas em cada um dos sete principais mercados.

Os EUA são de longe o maior mercado genérico do mundo, e a combinação das regras de preços livres do país e o ambiente pró-genérico tornam-no uma perspectiva extremamente atractiva para os investidores estrangeiros, apesar da intensidade da concorrência. Durante 2005-07, dois terços das principais aquisições internacionais envolvendo uma empresa farmacêutica norte-americana envolveram uma empresa estrangeira que adquiriu uma empresa norte-americana. No entanto, o nível de concorrência nos EUA está cada vez mais a travar o crescimento, impulsionando a consolidação e a expansão global. Por conseguinte, os mercados europeus relativamente menos penetrados proporcionam uma perspectiva mais atractiva para os intervenientes nacionais.

Medicamento genérico

Um medicamento genérico é um medicamento definido como "um medicamento que é comparável a um medicamento listado de marca/referência na forma de dosagem, força, via de administração, características de qualidade e desempenho, e utilização pretendida". Um medicamento genérico, também referido como um produto farmacêutico de fontes múltiplas, é considerado como "essencialmente similar" ou bioequivalente a um medicamento inovador (nome de marca). De acordo com a U.S. Food and Drug Administration (FDA), os medicamentos genéricos são idênticos ou dentro de uma gama bioequivalente aceitável ao equivalente de marca no que diz respeito às propriedades farmacocinéticas e farmacodinâmicas. Por extensão, portanto, os genéricos são considerados (pela FDA) idênticos em dose, força, via de administração, segurança, eficácia, e utilização pretendida. A utilização pela FDA da palavra "idêntico" é, em grande medida, uma interpretação legal, e não é literal. Na maioria dos casos, os produtos genéricos estão disponíveis uma vez expiradas as protecções de patente concedidas ao revelador original. Quando os produtos genéricos se tornam disponíveis, a concorrência do mercado leva frequentemente a preços substancialmente mais baixos tanto para o produto de marca original como para as formas genéricas. [2]

A USFDA exige que o medicamento genérico tenha a mesma qualidade, força, pureza e estabilidade que o medicamento de marca. O fabricante do medicamento genérico tem certas restrições no desenvolvimento da formulação que diferem do desenvolvimento da formulação do medicamento candidato. Por exemplo, um fabricante de medicamentos genéricos pode ter de utilizar o mesmo ou similar ingrediente inactivo ou excipientes que na formulação da marca.

Os medicamentos genéricos são geralmente vendidos a preços significativamente mais baixos do que os seus equivalentes de marca. Uma razão para o preço relativamente baixo dos medicamentos genéricos é que a concorrência aumenta entre os produtores quando os medicamentos já não estão protegidos por patentes. As empresas incorrem em menos custos na criação de medicamentos genéricos (apenas o custo de fabrico, em vez de todo o custo de desenvolvimento e testes) e são, portanto, capazes de manter a rentabilidade a um preço mais baixo.

Efeito da entrada de medicamentos genéricos nos medicamentos sujeitos a receita médica

Com um número significativo de moléculas de grandes sucessos de bilheteira já não protegidas por patentes ou prestes a expirar, as empresas farmacêuticas têm demonstrado um interesse crescente em estudar a concorrência dos medicamentos genéricos e a sua penetração no mercado. Por exemplo, nos próximos cinco a dez anos espera-se que cerca de 40 mil milhões de dólares de receitas de prescrição sejam afectados pela expiração de patentes e consequente entrada de genéricos (Van Arnum, 2004)[4].

O aumento dos custos dos cuidados de saúde tornou-se uma grande preocupação pública nos últimos anos e os medicamentos prescritos representam uma componente significativa desses custos, com quotas que variam entre 4% nos Estados Unidos (EUA) e quase 18% em França e Itália (Kyle, 2003)[5]. Como resultado, uma das vias seguidas pelos funcionários da saúde pública para reduzir as despesas relacionadas com a saúde tem sido a de promover a substituição de moléculas de marca por versões genéricas de baixo preço (Gleckman, 2002)[3]. Os benefícios de tal substituição podem ser substanciais. Os médicos são os agentes mais importantes para moldar o destino dos genéricos.

1. NECESSIDADE DE GENÉRICOS

- O genérico ajuda a manter baixo o prémio do seguro de saúde.
- Incentiva as empresas farmacêuticas baseadas na investigação a continuarem a encontrar medicamentos mais recentes e melhores que tenham protecção de patentes.
- Os genéricos há muito que oferecem uma alternativa segura e barata aos medicamentos de marca.
- A comutação genérica ajuda a baixar o custo dos medicamentos. Porque os fabricantes de medicamentos genéricos não têm de gastar tanto como os fabricantes de medicamentos de marca para investigação e desenvolvimento extensivos, vendas, publicidade e marketing.

2. REQUISITOS DOS GENÉRICOS

Para obter a aprovação da USFDA, o medicamento genérico deve conter:

- Ingredientes activos semelhantes aos dos medicamentos de referência aprovados
- Deve ser idêntico em força, forma de dosagem e via de administração.
- Deve ter as mesmas indicações de utilização.
- Deve ser bioequivalente.
- Deve ser fabricado sob as mesmas normas rigorosas da regulamentação das boas práticas de fabrico da USFDA, tal como exigido para os produtos inovadores em comparação com os produtos de marca.

Os medicamentos genéricos podem ser produzidos legalmente para medicamentos em que

- A patente expirou.

- A empresa genérica certifica que as patentes da empresa de marca ou são inválidas, inexequíveis ou não serão infringidas.
- Para medicamentos que nunca tiveram patentes.
- Em países onde a(s) patente(s) não está(ão) em vigor.

O mercado dos genéricos oferece imensas oportunidades aos países em desenvolvimento como a Índia, China, e Coreia, onde o custo de produção é baixo e os custos de mão-de-obra são também relativamente baixos. Um número considerável de empresas indianas apresentaram de forma agressiva Novos Pedidos de Medicamentos Abreviados (ANDA) nos EUA, tendo recebido aprovação para muitos deles.

APLICAÇÃO ABREVIADA DE NOVOS MEDICAMENTOS (ANDA)

Um Pedido de Novos Medicamentos Abreviado contém dados que serão revistos e aprovados quando submetidos ao Centro de Avaliação e Investigação de Medicamentos da USFDA, Gabinete de Medicamentos Genéricos, prevê a revisão e aprovação final de um produto de medicamento genérico. Uma vez aprovado, um requerente pode fabricar e comercializar o medicamento genérico para proporcionar uma alternativa segura, eficaz e de baixo custo para o público.

Um medicamento genérico é aquele que é comparável a um medicamento inovador na forma de dosagem, força e via de administração, qualidade, características de desempenho e utilização prevista. Todos os produtos aprovados, tanto inovadores como genéricos, estão listados em Approved Drug Product with Therapeutic Equivalence Evaluation (*Orange Book)*.

As aplicações de medicamentos genéricos são denominadas "abreviadas" porque geralmente não são necessárias para incluir dados pré-clínicos (animais) e clínicos (humanos) para estabelecer a segurança e eficácia. Em vez disso, os requerentes genéricos devem demonstrar cientificamente que o seu produto é bioequivalente (ou seja, tem o mesmo desempenho que o medicamento inovador). Os cientistas unidireccionais demonstram que a bioequivalência é medir o tempo que o medicamento genérico leva a chegar à corrente sanguínea em voluntários saudáveis. Isto dá-lhes a taxa de absorção, ou biodisponibilidade, do medicamento genérico, que podem depois comparar com a do medicamento inovador. A versão genérica deve entregar a mesma quantidade de princípios activos na corrente sanguínea de um paciente no mesmo período de tempo que o fármaco inovador

VISÃO GERAL DO HATCH-WAXMAN ACT

Em 1984, o Congresso dos EUA promulgou a Lei de Competição de Preços de Drogas e Restauração do Prazo de Patentes, geralmente conhecida como a "Lei Hatch-Waxman". Esta Lei acelera a disponibilidade de medicamentos genéricos menos dispendiosos, permitindo à USFDA aprovar o pedido para comercializar versões genéricas de medicamentos de marca sem a realização de ensaios clínicos dispendiosos e duplicados.

As Emendas Hatch-Waxman concedem aos fabricantes genéricos a capacidade de montar um desafio de validade sem incorrer no custo de entrada ou arriscar enormes danos resultantes de qualquer possível infracção. A Hatch-Waxman redistribui essencialmente as avaliações de risco relativo e explica o fluxo de fundos de liquidação e a sua magnitude. O Hatch-Waxman dá aos genéricos um efeito de alavanca considerável no litígio sobre patentes: a exposição à responsabilidade equivale a custos de litígio[6].

Um requerente apresenta um Pedido Abreviado de Novo Medicamento (ANDA) à Administração de Alimentos e Drogas dos Estados Unidos (USFDA) e procura demonstrar equivalência terapêutica a um "medicamento de referência" especificado e previamente aprovado. Quando um ANDA é aprovado, a USFDA adiciona o medicamento à sua Lista de Medicamentos Aprovados, também conhecida como o "Livro Laranja", e anotar a lista para mostrar a equivalência entre o medicamento de referência listado e o genérico aprovado. [7]

Quando um medicamento genérico pode ser produzido

Quando uma empresa farmacêutica comercializa um fármaco pela primeira vez, geralmente está sob uma patente que, até que expire, permite apenas à empresa farmacêutica que desenvolveu o fármaco (ou aos seus licenciados) vendê-lo. Os medicamentos genéricos podem ser produzidos sem infracção de patente para medicamentos onde: 1) a patente tenha expirado, 2) a empresa genérica certifique que as patentes da empresa de marca ou são inválidas, inaplicáveis ou não serão infringidas, 3) para medicamentos que nunca tenham tido patentes, ou 4) em países onde o medicamento não tenha protecção de patente actual.

1. **TIPOS DE ANDA ENCHIMENTO**

Uma ANDA deve conter uma certificação relativa a cada patente listada no livro laranja que cobre uma NDA referida. Existem quatro tipos de certificação, como indicado abaixo:

➤ Depósito com **"Parágrafo I Certificação"** - certificando que a informação sobre patentes não foi depositada em relação a um NDA. A FDA pode aprovar imediatamente uma ANDA que faça esta certificação.
➤ Depósito com **"Parágrafo II Certificação"** - atestando que uma patente que cobre um NDA expirou. Mais uma vez, a FDA pode aprovar imediatamente uma ANDA que faça esta certificação.

➢ Depósito com "**Parágrafo III Certificação**" - certificando que a aprovação da ANDA é requerida após a expiração de uma patente listada. A FDA só pode aprovar a ANDA após a expiração de tal patente.

➢ Depósito com "**Parágrafo IV Certificação**" - certificando que uma patente listada ou é inválida ou não será infringida pelo medicamento genérico para o qual o requerente da ANDA procura aprovação.

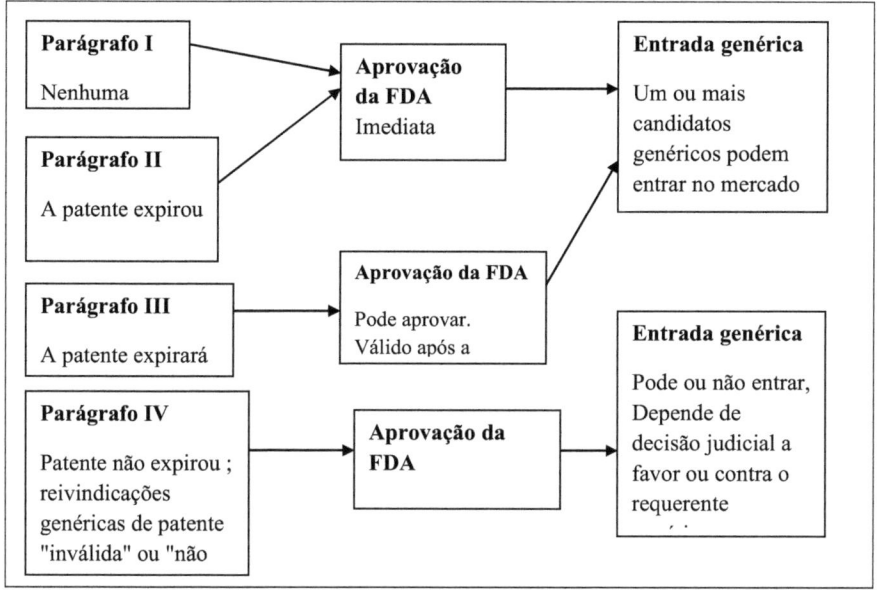

Fig 1: Certificação de parágrafo

FORMULÁRIOS DE DOSAGEM

As formas de dosagem são os meios pelos quais as moléculas de drogas são entregues aos locais de acção dentro do corpo. Uma forma de dosagem é a forma física de uma dose de medicamento, tal como Cápsula, Comprimido, Injecção, etc. A via de administração depende da forma de dosagem de um determinado fármaco. Existem diferentes formas de dosagem em que os medicamentos podem ser fornecidos ao paciente, tais como formas de dosagem inalatória, formas de dosagem oftálmica, formas de dosagem oral, formas de dosagem ótica, formas de dosagem parenteral, formas de dosagem rectal, formas de dosagem tópica e formas de dosagem vaginal.

Entre todas as formas de dosagem, a via oral de administração de fármacos é a mais popular e bem sucedida via utilizada para o fornecimento convencional de fármacos. Quase 90% de todos os fármacos utilizados para produzir efeito sistémico são administrados por via oral. As formas de dosagem sólidas podem proporcionar a melhor protecção aos fármacos contra a temperatura, luz, oxigénio e stress durante o transporte. As formas de dosagem disponíveis para administrações orais são pó, elixir, solução, suspensão, emulsão, comprimido e cápsula. Mas as formas de dosagem sólidas mais frequentemente utilizadas são comprimidos e cápsulas.

TECNOLOGIA DE COMPRIMIDOS

O comprimido representa formas de dosagem unitárias nas quais uma dose habitual do fármaco foi colocada com precisão. Esta forma de dosagem é versátil, flexível na resistência da dose, relativamente estável, fácil de formular e embalar e é conveniente para armazenar, manusear e utilizar. O sistema de administração de medicamentos em comprimidos pode variar desde a formulação relativamente simples de libertação imediata até à forma de dosagem complexa de libertação modificada. Os comprimidos farmacêuticos são discos sólidos, planos ou biconvexos, forma de dosagem unitária, preparados através da compressão de um fármaco ou mistura de fármacos, com excipientes. A sua forma varia e diferem muito em tamanho e peso, dependendo da quantidade de substâncias medicinais e do modo de administração pretendido7. Os ingredientes dos comprimidos consistem em Ingrediente(s) Farmacêutico(s) Activo(s) e excipientes. A fim de fornecer uma quantidade exacta de um fármaco para o seu uso clínico pretendido numa forma de dosagem unitária conveniente, os excipientes desempenham funções muito importantes, especificamente como:

➢ Fillers/Diluentes
➢ Aglutinantes
➢ Desintegrantes
➢ Lubrificantes
➢ Antiadherentes
➢ Glidantes
➢ Agentes Activos de Superfície
➢ Cor/pigmentos
➢ Sabores
➢ Edulcorantes
➢ Taste-maskers

A escolha dos excipientes na formulação de um comprimido depende do API, do tipo de comprimido, das características desejadas e do processo de fabrico utilizado. Os tipos de excipientes seleccionados para uma formulação dependem do processo básico utilizado para fabricar os comprimidos. Os comprimidos compactados ou comprimidos comprimidos comprimidos são produzidos a partir de granulação ou misturas em pó feitas através das seguintes técnicas gerais:

1) Compressão directa (mistura a seco e mistura)
2) Granulação húmida (cisalhamento alto, cisalhamento baixo)
3) Granulação a seco por compactação com rolo ou por batida

A fim de desempenhar as funções pretendidas, a dose fornecida do fármaco é a principal consideração numa formulação. O tipo de processo de ting de mesa empregado é também importante. Para medicamentos de dosagem elevada, o processo de ting de mesa de escolha é geralmente o processo de granulação húmida, a menos que as propriedades mecânicas do API sejam mais adequadas ao processo de mistura e compressão directas.

Outras considerações na selecção de excipientes são a compatibilidade física e química com o API. Em geral, a estabilidade química e física do API é investigada em estudos de Pré-formulação, misturando o API e excipientes ou combinações individuais, e envelhecendo-os sob condições de armazenamento controladas de calor e humidade relativa. O efeito sobre a estabilidade do IFA e excipientes pode ser determinado através deste método.

1) EXCIPIENTES DE COMPRESSÃO DIRECTA

O processo de compressão directa envolve geralmente a mistura de um ingrediente farmacêutico activo com excipientes antes da compactação. Os excipientes seleccionados devem satisfazer todos os requisitos de funcionalidade para produzir comprimidos compactados em escala comercial. Os requisitos funcionais básicos são compactação, fluidez, lubrificação, desintegração, e dissolução. Ao seleccionar excipientes para compressão directa, vários factores devem ser considerados. São eles,

♦ Alta compressibilidade
♦ Boa fluidez e propriedades de mistura sem potencial de segregação de API e excipientes.
♦ Baixa sensibilidade do lubrificante à compactação.
♦ Boa estabilidade.
♦ Melhoria da desintegração e dissolução das pastilhas.
♦ Não-interferência com a disponibilidade biológica do princípio activo.
♦ Reprodutibilidade lote a lote das propriedades físicas e mecânicas físicas.
♦ Aceitabilidade.
♦ Relação custo-eficácia.

Alguns destes critérios são difíceis de atingir porque requerem uma consistência universal nas propriedades físicas e químicas dos excipientes para obter reprodutibilidade na produção de formas de dosagem. É, portanto, importante que fabricantes de renome fabriquem os excipientes seleccionados numa formulação que possa garantir que o processo e os controlos em processo são idênticos em diferentes plantas em todo o mundo.

2) EXCIPIENTES DE GRANULAÇÃO HÚMIDA

Uma das funções importantes dos excipientes numa formulação de comprimidos é aglomerar (aderir em conjunto) o API, enchimentos, e outros excipientes, com excepção de lubrificantes, glidantes, etc. (ou seja, o "pó corrente"). A aglomeração do IFA e excipientes pelo processo de granulação húmida serve dois propósitos:

♦ Melhorar o fluxo do pó para que o pó a granel possa ser subdividido com precisão para a entrega da dose

♦ Para melhorar a compressibilidade, isto produz comprimidos com baixa friabilidade e boa resistência ao esmagamento.

Isto pode ser conseguido utilizando excipientes que têm propriedades de ligação devido a forças coesivas e adesivas. A maioria dos aglutinantes são hidrofílicos e solúveis em água. As gomas e polímeros naturais funcionam formando uma película fina na superfície das partículas. Quando compactadas, as partículas tendem a aglomerar-se. Materiais altamente solúveis, como o açúcar, ligam as partículas formando pontes de cristal. Os ligantes para o processo de granulação húmida são geralmente dissolvidos em água ou num solvente (geralmente álcool), e a solução de ligante é utilizada para formar uma massa húmida ou granulação. Por vezes é mais conveniente misturar o aglutinante numa forma seca com o API e excipientes, depois granular com água A maioria dos aglutinantes são eficazes na presença de pequenas quantidades de humidade. As forças de Vander Waals e a ligação de hidrogénio desempenham um papel importante na ligação de partículas.

3) EXCIPIENTES DE GRANULAÇÃO SECA

Os mesmos excipientes que são usados na compressão directa também podem ser usados na granulação seca.

REQUISITOS IDEAIS DE FORMA DE DOSAGEM DE COMPRIMIDOS

O objectivo da concepção e fabrico da pastilha comprimida é fornecer oralmente a quantidade correcta de medicamento na forma correcta, no momento ou durante o tempo adequado e no local desejado. Para além das propriedades físicas e químicas dos agentes médicos formulados como pastilhas, deve possuir as seguintes características.

♦ Deve ser um produto elegante com uma identidade própria, sem defeitos como lascas, fendas, descoloração e contaminação.

♦ Deve ter resistência suficiente para resistir ao stress mecânico durante a sua produção, embalagem, expedição e distribuição.

♦ Deve ter a estabilidade química e física para manter os seus atributos físicos.

♦ O comprimido deve ser capaz de libertar os agentes medicinais de uma forma previsível e reprodutível.

1. TIPOS DE COMPRIMIDOS

A via de administração ou funções classifica os comprimidos como [8]:

1) Comprimido ingerido por via oral

- Comprimidos padrão
- Comprimidos múltiplos
  a) Comprimidos revestidos por compressão
  b) Comprimido estratificado
- Comprimido de libertação modificada
- Comprimido de libertação retardada
- Tábua direccionada
  a) Comprimido flutuante
  b) Comprimidos de cólon visados
- Comprimido mastigáveis
- Comprimido dispersível

2) Comprimido utilizado na cavidade oral

- Drágeas e Trocas
- Comprimidos sublinguais
- Comprimido bucal
- Cones dentários
- Comprimido de dissolução bucal

3) Quadros administrados por outras vias

- Comprimido vaginal
- Implantes

4) Comprimidos utilizados para preparar a solução

- Comprimido efervescente
- Comprimido hipodérmico
- Comprimidos solúveis

2. TÉCNICAS DE TABULEIRO

- **COMPRIMIDOS REVESTIDOS POR COMPRESSÃO**

Os comprimidos revestidos por compressão têm duas partes, núcleo interno e revestimento circundante. O núcleo é uma pequena pastilha porosa e preparada sobre uma torre. Para a preparação da pastilha final, é utilizada uma cavidade maior numa outra torre, na qual primeiro o material do revestimento é preenchido e a pastilha do núcleo é transferida mecanicamente. Mais uma vez, o espaço restante é preenchido com material de revestimento e finalmente é aplicada a força de compressão.

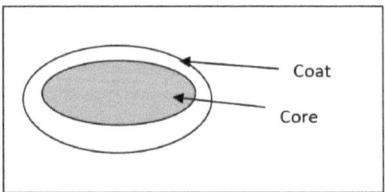

Fig : Vista transversal de Compressão - Comprimido revestido

Este comprimido presta-se prontamente a um comprimido de acção repetida, uma vez que a camada exterior fornece a dose inicial enquanto o núcleo interior liberta a droga mais tarde. Mas quando o núcleo liberta rapidamente o fármaco, o nível sanguíneo é completamente diferente, com o risco de toxicidade excessiva da dose. Para evitar a libertação imediata de ambas as camadas, o comprimido do núcleo pode ser revestido com polímero entérico, para que não liberte a droga no estômago enquanto, a primeira dose é adicionada no revestimento externo.

- **TABELA LAYERED**

Quando dois ou mais ingredientes farmacêuticos activos são necessários para serem administrados simultaneamente e se forem incompatíveis, a melhor opção para o farmacêutico da formulação seria a formulação de comprimidos em camadas. Consiste em várias granulações diferentes que são comprimidas para formar um único comprimido composto de duas ou mais camadas e normalmente cada camada é de cor diferente para produzir um comprimido com aspecto distinto. Cada camada é alimentada a partir de um quadro de alimentação separado com controlo individual de peso. Assim, cada camada é submetida a uma leve compressão.

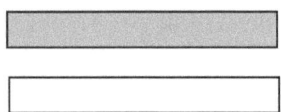

Fig 5: Vista transversal da tábua em camadas
- **COMPRIMIDOS DE LIBERTAÇÃO MODIFICADA**

Os comprimidos de libertação modificada são comprimidos revestidos ou não revestidos contendo substâncias auxiliares ou preparados através de procedimentos concebidos para modificar a taxa de libertação das substâncias activas. Os comprimidos de libertação modificada incluem comprimidos revestidos entéricos, comprimidos de libertação prolongada e comprimidos de libertação retardada.

- **COMPRIMIDOS DE LIBERTAÇÃO RETARDADA**

São comprimidos que resistem à dissolução ou perturbação no campo gástrico (estômago), mas que se desintegram facilmente no fluido intestinal para libertar o fármaco, tornando-os assim com características de libertação retardada.

- **COMPRIMIDOS MASTIGÁVEIS**

Estes são comprimidos comprimidos que são concebidos para serem mastigados em vez de engolidos. É uma alternativa bem tolerada às formulações de medicamentos pediátricos tradicionais e oferece vantagens significativas em crianças de dois anos de idade e mais velhas.

- **PASTILHAS DISPERSÍVEIS**

Os comprimidos dispersíveis são comprimidos não revestidos ou revestidos com película que produzem dispersão numa solução aquosa em menos de um minuto para formar uma suspensão lisa sem quaisquer grumos grosseiros. Podem ser preparados utilizando uma formulação simples contendo um único agente desintegrante sem utilizar uma combinação específica de desintegrante, goma, e etc.

- **COMPRIMIDOS DISSOLVENTES NA BOCA**

Os comprimidos de dissolução bucal são também conhecidos como comprimidos de desintegração oral ou comprimidos orodispersíveis. A definição da Food and Drug Administration (FDA) de um comprimido de desintegração oral (ODT) é: "Uma forma de dosagem sólida contendo substâncias medicinais que se desintegram rapidamente, geralmente em questão de segundos, quando colocada sobre a língua". O teste de dissolução é demasiado rigoroso para comprimidos de desintegração oral devido à sua rápida DT, idealmente em menos de 30 segundos. Os comprimidos de dissolução bucal dissolvem-se rapidamente na saliva sem necessidade de água. Em certos casos, a maior alegação de pastilhas de dissolução bucal é mais rápida C max em comparação com as pastilhas tradicionais.

3. PASSOS GERAIS PARA A CONFECÇÃO DE PASTILHAS:

A. Granulação
B. Moagem
C. Secagem
D. Mistura
E. Compressão

F. Revestimento

A. GRANULAÇÃO

A granulação é uma das mais importantes operações unitárias na produção de formas farmacêuticas de dosagem oral. A granulação é definida como uma operação através da qual as partículas são aglomeradas utilizando uma solução aglutinante ou um slugging para formar grânulos. O principal objectivo da granulação é melhorar as propriedades do pó através de um aumento da dimensão das partículas devido à aglomeração de matérias-primas finas. Os objectivos gerais da granulação são aumentar a densidade aparente a granel, aumentar a fluidez, modificar a taxa de dissolução, diminuir a capacidade de absorção e aumentar a estabilidade.

As características das granulações são de interesse na formulação e desenvolvimento, bem como na produção de formas de dosagem sólidas porque afectam as propriedades de desempenho do produto final, tais como a taxa de desintegração e dissolução, dureza dos comprimidos, friabilidade, e tendência de limitação. Um processo de granulação mal reproduzível pode dar origem a dificuldades e à resolução de problemas morosos na linha de produção. As características das partículas em geral podem ser divididas em características básicas do material: características fundamentais e características derivadas a granel.

As características de granulação avaliadas pelo farmacêutico de desenvolvimento são as propriedades de granulação derivadas, ou seja, as propriedades relacionadas com o processamento subsequente, tais como propriedades de embalagem e fluxo, compressão de comprimidos, desintegração e propriedades de dissolução. Algumas características fundamentais devem também estar envolvidas na fase de desenvolvimento. Tais características incluem a avaliação e especificação da estrutura granular e porosidade, distribuição de tamanho e friabilidade, podendo todas elas ter um efeito significativo no subsequente processamento e na qualidade do produto final.

Três métodos principais de desenvolvimento de pós para fabrico de comprimidos são:
- Compressão directa
- Granulação a seco
- Granulação húmida

COMPRESSÃO DIRECTA

Os pós que podem ser bem misturados não necessitam de granulação e podem ser comprimidos em comprimidos através de compressão directa. Na compressão directa, um veículo compressivo é misturado com o agente medicinal, lubrificante e desintegrante, e depois a mistura é comprimida [22]. O termo compressão directa é utilizado para definir o processo pelo qual os comprimidos são comprimidos directamente a partir de misturas em pó dos princípios activos e excipientes adequados (incluindo cargas, desintegrantes e lubrificantes), que fluirão uniformemente para uma cavidade de molde e formarão um compacto firme. Não é necessário nenhum pré-tratamento das misturas em pó por processos de granulação húmida ou seca. Principalmente, Lactose monohidratada, lactose anidra, dextrose, açúcar compressível, celulose microcristalina, amido, fosfato dicálcico não moído, etc., são utilizados como excipientes adequados para métodos de compressão directa.

Vantagens da Compressão Directa

- Económico
- Elimina o calor e a humidade
- dissociação de partículas primárias
- Estabilidade
- Uniformidade do tamanho das partículas

Desvantagens da Compressão Directa

- Embora existam muitas vantagens significativas da compressão directa sobre a granulação, existem limitações importantes:
- Mistura uniforme e prevenção da mistura de drogas de dose baixa.
- Os enchimentos frequentemente utilizados são mais caros do que os utilizados na granulação.
- As propriedades físicas e as especificações funcionais são mais críticas; as propriedades das matérias-primas devem ser definidas e cuidadosamente controladas.
- Problemas de pó
- Mais sensível ao amolecimento do lubrificante e à mistura excessiva do que à granulação.

GRANULAÇÃO SECA

A granulação seca é uma técnica em que os materiais utilizados não assumem aparentemente qualquer tipo de estado líquido. No processo de granulação a seco, o pó é densificado entre normalmente dois rolos contra-rotativos. Isto resulta numa fita (idealmente) sem fim, que é posteriormente introduzida numa unidade de granulação externa ou integrada (moagem), que moi as fitas até à granulometria desejada.

A granulação a seco pode ser utilizada como vantagem nas seguintes situações

- Para materiais sensíveis à humidade e sensíveis ao calor.

- Para uma melhor desintegração, uma vez que as partículas de pó não são unidas por um aglutinante.
- Para uma solubilidade melhorada, como com os materiais solúveis anidros que tendem a molhá-los.
- Para uma melhor mistura, uma vez que não há migração de ingredientes activos como poderia ocorrer durante a secagem de uma granulação húmida.

Algumas das desvantagens da granulação seca são as seguintes
- É necessária uma prensa especializada em pastilhas pesadas para formar a lesma.
- Não permite uma distribuição uniforme da cor como pode ser alcançada com granulação húmida, onde o coto pode ser incorporado no líquido aglutinante.
- Uma prensa de rolos de pressão como a Chilsonator não pode ser usada com drogas insolúveis, uma vez que isto pode retardar a taxa de dissolução.
- O processo tende a criar mais poeira do que granulação húmida, aumentando o potencial de contaminação cruzada.

Dois processos são utilizados para granulação a seco:
a) Granulação por compressão
b) Compactação de cilindros

a) Granulação Seca por Compressão Granulação

A granulação por compressão é uma técnica valiosa em situações em que a dose efectiva de um fármaco é demasiado elevada para compressão directa, e o fármaco é sensível ao calor, humidade ou ambos. Por exemplo, muitas formulações de aspirina e vitaminas são preparadas para a compressa por granulação de compressão, envolvendo a compactação dos componentes de uma formulação de comprimidos através de uma prensa de comprimidos ou de maquinaria especialmente concebida, seguida de moagem e crivagem antes da compressão final num comprimido.

b) Granulação a seco por compactação com rolo

O conceito básico de compactação é forçar os pós finos entre dois rolos contra-rodíveis. [27] À medida que o volume diminui através da região de pressão máxima, o material é formado num sólido compacto ou numa folha. Alguns dos factores que controlam o processo de compactação são a superfície do rolo, o diâmetro, a velocidade periférica, a força de separação ou a capacidade de pressão, o desenho do parafuso de alimentação e as características básicas de compactação do material a ser processado. Numa grande escala, a granulação a seco pode também ser executada numa máquina especialmente concebida, denominada compactador de rolos. O compactador de rolos utiliza dois rolos que giram um em direcção ao outro. O compactador de rolos compactadores de fita compacta como material ou peças grandes chamadas briquetes, que podem depois ser peneiradas ou moídas numa granulação adequada para compressão em pastilhas.

4. GRANULAÇÃO HÚMIDA

A granulação húmida é um processo importante na formulação de formas de dosagem sólidas na indústria farmacêutica. [29] A granulação húmida é utilizada para melhorar o fluxo, a compressibilidade, a biodisponibilidade, a homogeneidade das misturas de baixa dose, as propriedades electrostáticas dos pós e a estabilidade das formas de dosagem. [30] A formação e o crescimento do grânulo prosseguem devido aos efeitos da ligação líquido-móvel formada entre as partículas primárias. Durante a granulação húmida, as seguintes propriedades do material influenciam a formação e o crescimento do grânulo:

- Solubilidade das partículas no líquido aglutinante.
- Ângulo de contacto do líquido aglutinante com os sólidos.
- Tamanho médio das partículas e distribuição do tamanho dos sólidos.
- Forma da partícula e morfologia da superfície.

Uma forma grosseira de determinar o ponto final é pressionar uma porção da massa na palma da mão, se a bola se desfizer sob pressão moderada; o misturador está pronto para o próximo passo de peneiração húmida. Certos parâmetros importantes a serem monitorizados durante a granulação húmida são o tempo de mistura a seco, o tempo de adição de ligante, o tempo de amassadura, a velocidade da hélice (RPM), a velocidade do picador (RPM) e a quantidade de produto.

Vantagens da granulação húmida:

➢ Aumenta a fluidez e a compactibilidade, adequado para drogas de alta dose com fluxo e/ou compactibilidade reduzidos.

➢ Reduz o aprisionamento de ar e a pulverulência.

➢ Prevê a adição de uma fase líquida (granulação húmida) adequada à dispersão de fármacos de baixa dose em solução para assegurar a uniformidade do conteúdo.

➢ Aumenta a molhabilidade dos pós através da hidrofilização (granulação húmida).

➢ Permite o manuseamento de pós sem perda de qualidade da mistura.

Desvantagens da granulação húmida

➢ Cada processo unitário traz o seu próprio conjunto de complicações.

➢ O grande número de processos unitários aumenta as probabilidades de problemas.

➢ Potenciais efeitos adversos da temperatura, tempo e taxa de secagem sobre a estabilidade e distribuição do fármaco durante a secagem.

➢ Globalmente, mais caro do que a compressão directa em termos de espaço, tempo e equipamento necessário.

B. FRESAGEM

A moagem é um processo mecânico de redução do tamanho da partícula dos sólidos. Durante o processo de moagem, a solubilidade dos fármacos pouco solúveis aumenta devido à diminuição do tamanho das partículas e consequente aumento da área de superfície. O princípio de funcionamento depende da pressão directa, impacto de um golpe brusco, atrito ou corte. Os moinhos mais utilizados na fabricação farmacêutica são o cortador rotativo, moinho de martelos, moinho de rolos e de energia fluida.

C. SECAGEM

É necessário um processo de secagem em granulação húmida para remover o solvente. A secagem é utilizada como um processo unitário na preparação de grânulos, que podem ser dispensados a granel ou convertidos em comprimidos. Os produtos secos são mais estáveis do que os húmidos, pelo que a secagem é importante no caso de fabrico de comprimidos. Vários equipamentos utilizados para a secagem são:

   i.   Secador de cama estática

   ii.   Secador de leito móvel

   iii.   Secador de leito fluidizado

D. BLENDING

A mistura de pós é um processo em que dois ou mais sólidos de partículas diferentes são misturados para dar uma mistura aleatória. É necessária uma operação de mistura para misturar os lubrificantes após a secagem das partículas granuladas. Na maioria dos casos, um elevado grau de uniformidade é essencial para a preparação final. A mistura depende principalmente das propriedades do pó, dos equipamentos utilizados e das condições de funcionamento. Os equipamentos mais utilizados para a mistura são o misturador de dois cones, o misturador em V, o misturador de fitas, a mistura Turbula.

E. COMPRESSÃO

A compressão é o processo de aplicação de pressão sobre um material. Na mesa farmacêutica, um volume adequado de grânulos numa cavidade de molde é comprimido entre um punção superior e um inferior para consolidar o material numa única matriz sólida, que é subsequentemente ejectada da cavidade de molde como uma pastilha intacta.

A máquina de compressão de comprimidos é concebida com o seguinte componente básico.

- Tremonha para a retenção e alimentação de grânulos a serem comprimidos
- Matrizes que definem o tamanho e a forma dos comprimidos
- Punções para comprimir os grânulos em comprimidos
- Pista de cames para guiar o movimento dos socos
- Um mecanismo de alimentação para mover a granulação do funil para as matrizes
- Os grânulos preenchidos em base volumétrica são depois comprimidos em comprimidos sob a força de compactação adequada.

Os acontecimentos subsequentes que ocorrem no processo de compressão são:
- Reembalagem transitória
- Deformação nos pontos de contacto
- Fragmentação ou deformação
- Colagem
- Deformação do corpo sólido,
- Descompressão,
- Ejecção.

O processo de compressão foi descrito em termos do volume relativo (relação entre o volume da massa comprimida e o volume da massa a zero vazio) e a pressão aplicada. O quociente entre a força aplicada e a área de verdadeiro contacto é a pressão de deformação aplicada nas áreas de verdadeiro contacto. Foi afirmado que partículas mais pequenas produzem áreas maiores de verdadeiro contacto e assim ligam-se mais fortemente. Densidade, porosidade, dureza, resistência à tracção, superfície específica, desintegração e dissolução são as propriedades das pastilhas que são influenciadas pela compressão.

F. REVESTIMENTO

A aplicação de revestimento a comprimidos, que é uma etapa adicional no processo de fabrico, aumenta o custo do produto; por conseguinte, a decisão de revestir um comprimido é geralmente baseada num ou mais dos seguintes objectivos:
- Para mascarar o sabor, odor ou cor da droga.
- Fornecer protecção física e química para a droga.
- Para controlar a libertação do fármaco do comprimido.
- Para proteger a droga do ambiente gástrico do estômago com um revestimento entérico resistente a ácidos.

- Incorporar outro fármaco ou adjuvante de fórmula no revestimento para evitar incompatibilidades químicas ou para proporcionar libertações sequenciais de fármacos.
- Para melhorar a elegância farmacêutica através da utilização de cores especiais e impressão contrastante.
- Há três componentes primários envolvidos no revestimento de pastilhas:

➢ **Propriedades dos comprimidos**

- A pastilha deve rolar numa panela ou cascata na corrente de ar de uma suspensão pneumática à medida que o componente de revestimento é aplicado.
- O comprimido deve estar em movimento constante durante a fase inicial de secagem, caso contrário pode ocorrer aglomeração do comprimido.
- A pastilha deve ser resistente à abrasão e à lascagem.
- A forma ideal de pastilha para revestimento é uma esfera, que permite que a pastilha role livremente na bandeja de revestimento, com um contacto mínimo de mesa para mesa.

➢ **Processo de Revestimento**

O princípio do revestimento em pastilhas é relativamente simples. O revestimento de comprimidos é a aplicação de uma composição de revestimento a um leito móvel de comprimidos com a utilização simultânea de ar aquecido para facilitar a evaporação do solvente. A distribuição do revestimento é feita pelo movimento das pastilhas quer perpendicular (tabuleiro de revestimento) quer vertical (revestidor de suspensão a ar) à aplicação da composição do revestimento. Há vários factores a serem considerados num processo de revestimento, tais como equipamento de revestimento, parâmetros do processo de revestimento que incluem velocidade da bandeja, carga da bandeja, desenho da bandeja, temperatura de entrada e de escape, fluxo de ar, taxa de pulverização, grau de atomização, padrão de pulverização, distância entre os bicos, número de pistolas, ângulo entre a pistola e o leito das pastilhas.

➢ **Composição do revestimento**

Os materiais de revestimento podem ser uma deposição física do material no substrato da pastilha, ou podem formar uma película contínua com uma grande variedade de propriedades, dependendo da composição das formulações de revestimento.

Quadro 1: Materiais utilizados no revestimento de filme

Componentes de revestimento	Funções	Exemplos
Formadores de filmes	Utilizado para fornecer protecção dos comprimidos contra humidade, calor e luz, resistência à fissuração	Hidroxipropilmetilcelulose, Etil-celulose, Hidroxipropilcelulose, Carboximetilcelulose de sódio
Solventes	A função principal de um sistema solvente é dissolver ou dispersar os polímeros e outros aditivos e transportá-los para a superfície do substrato.	Água, Cloreto de metileno, Clorofórmio, Acetona, Isopropanol.
Plastificantes	Para modificar a qualidade de um filme e melhorar o aspecto da pastilha.	Polissorbato, Polietilenoglicol, Propilenoglicol, Glicerina, Sorbitan éster
Colorantes	São utilizados para proporcionar uma elegância de cor distinta a uma forma de dosagem.	Drogas e cosméticos corantes-FD &C
Opaquant-extensores	Usado para fornecer mais cores pastel e aumentar a cobertura do filme e para mascarar a cor do núcleo da pastilha.	Dióxido de titânio, Talco, Silicato de alumínio, Carbonato de magnésio, Óxido de magnésio.

FORMULÁRIO DE DOSAGEM DE LIBERTAÇÃO IMEDIATA

Os mecanismos de libertação de drogas a partir de formas de dosagem de libertação modificada são mais complexos e variáveis do que aqueles associados às formas de dosagem de libertação imediata. Segundo a BCS (Sistema de Classificação Biofarmacêutica), há três factores principais que regem a taxa e a extensão da absorção de drogas das formas de dosagem oral sólida de libertação imediata (RI): taxa de dissolução, solubilidade e permeabilidade intestinal. Para as formas de dosagem de IR contendo princípios farmacêuticos activos (APIs) que mostram alta solubilidade, alta permeabilidade intestinal e rápida dissolução, uma renúncia à realização de estudos de bioequivalência pode ser cientificamente justificada.

I. Classificação BCS

Segundo a classificação da BCS, um medicamento pode ser classificado da seguinte forma:

1) Classe I - Alta solubilidade e alta permeabilidade
2) Classe II - Baixa solubilidade e alta permeabilidade
3) Classe III - Alta solubilidade e baixa permeabilidade
4) Classe IV - Baixa solubilidade e baixa permeabilidade

Uma droga de "baixa solubilidade" é assim uma, que requer mais de 250 ml de água para dissolver a maior dose humana e uma droga de "alta solubilidade" é definida como uma, que na dose humana mais elevada é solúvel em 250 ml (ou menos) de água numa gama de pH de 1 a 7,5 a 37 graus Celsius.

Uma permeabilidade jejunal de pelo menos 2 -4× 10-4 cm\s, medida em humanos por uma técnica de intubação, é considerada "alta permeabilidade". Para muitas substâncias, esta permeabilidade corresponde a uma fracção absorvida de 90 % ou melhor. O sistema de classificação fornece uma base lógica para estimar o risco de problemas de biodisponibilidade. Por exemplo, espera-se que os medicamentos de alta solubilidade - alta permeabilidade apresentem poucos problemas de biodisponibilidade. Por outro lado, os medicamentos com baixa solubilidade e alta permeabilidade são mais susceptíveis de apresentar dissolução - taxa limitada de problemas de absorção. As drogas com alta solubilidade e baixa permeabilidade têm mais probabilidades de apresentar problemas de absorção - taxa - de absorção limitada. Os medicamentos com baixa solubilidade e baixa permeabilidade apresentam formidáveis obstáculos à biodisponibilidade.

A geração da área de superfície efectiva é um processo influente que começa imediatamente após a forma de dosagem e o solvente terem entrado em contacto e controla a libertação da droga durante a fase inicial. As preparações de libertação rápida que são especialmente aplicadas em situações de doenças agudas são concebidas de modo a que a área de superfície óptima ou eficaz seja rapidamente gerada.

LIVRO LARANJA

O Livro Laranja fornece uma lista pública e detalhada de drogas e produtos de droga aprovados para uso e venda nos Estados Unidos pela US Food and Drug Administration (US FDA). Conhecido como "Approved Drug Products with Therapeutic Equivalence Evaluations", a sua encarnação original era uma publicação impressa com capa cor-de-laranja. O Livro Laranja disponibiliza uma quantidade considerável de informação sobre os medicamentos listados, incluindo o ingrediente activo, nome do requerente do medicamento e número do requerente do medicamento. Também é fornecida uma série de termos e códigos uniformes definidos no Livro Laranja que indicam os vários parâmetros avaliados para os fármacos listados. Tais parâmetros incluem os equivalentes farmacêuticos, alternativas farmacêuticas, biodisponibilidade, produtos bioequivalentes e equivalentes terapêuticos.

A informação sobre patentes dos medicamentos listados está também incluída no Livro Laranja. O processo de revisão da NDA exige a identificação de quaisquer patentes detidas pelo requerente que reclamem o medicamento ou um método de utilização do medicamento que possa razoavelmente servir de base para a infracção de patentes se uma pessoa envolvida no fabrico, utilização ou venda do medicamento sem a licença de patente apropriada. Uma vez aprovada a NDA, a(s) patente(s)identificada(s)pelo requerente da NDA é(são) inscrita(s) no Livro Laranja, bem como a sua data de validade e os dados actuais de exclusividade.

Nos Estados Unidos, um novo medicamento só pode ser legalmente vendido depois de a FDA determinar que o medicamento é simultaneamente seguro e eficaz. O fabricante de um novo medicamento procura a aprovação da FDA através da apresentação de um NDA. O NDA apresenta dados clínicos sobre segurança e eficácia a partir de estudos realizados pelo requerente.

Osteoporose

A **osteoporose** ("ossos porosos", do grego: *ostoun* que significa "osso" e *poros* que significa "poro") é uma doença dos ossos que leva a um risco acrescido de fractura. [9] Na osteoporose, a densidade mineral óssea (BMD) é reduzida, a microarquitectura óssea deteriora-se, e a quantidade e variedade de proteínas no osso são alteradas. A osteoporose é definida pela Organização Mundial de Saúde (OMS) como uma densidade mineral óssea que está 2,5 desvios padrão ou mais abaixo do pico médio de massa óssea (média de adultos jovens e saudáveis), tal como medido por DXA; o termo "osteoporose estabelecida" inclui a presença de uma fractura de fragilidade. [10] A doença pode ser classificada como primária de tipo 1, primária de tipo 2, ou secundária. [9] A forma de osteoporose mais comum nas mulheres após a menopausa é referida como tipo primário 1 ou osteoporose pós-menopausa. A osteoporose primária de tipo 2 ou osteoporose senil ocorre após os 75 anos de idade e é observada tanto nas mulheres como nos homens a uma razão de 2:1. Finalmente, a osteoporose secundária pode surgir em qualquer idade e afectar igualmente homens e mulheres. Esta forma resulta de problemas médicos ou doenças crónicas predisponentes, ou do uso prolongado de medicamentos como os glicocorticóides, quando a doença é chamada osteoporose induzida por esteróides ou glucocorticóides.

Sinais e sintomas

A osteoporose em si não tem sintomas; a sua principal consequência é o aumento do risco de fracturas ósseas. As fracturas osteoporóticas ocorrem em situações em que pessoas saudáveis normalmente não partiriam um osso; são, portanto, consideradas como fracturas de fragilidade. As fracturas de fragilidade típicas ocorrem na coluna vertebral, costela, anca e pulso.

As fracturas são o aspecto mais perigoso da osteoporose. A dor aguda e crónica debilitante nos idosos é frequentemente atribuída a fracturas da osteoporose e pode levar a uma maior incapacidade e mortalidade precoce. [11] Estas fracturas podem também ser assintomáticas. Os sintomas de um colapso vertebral ("fractura por compressão") são dores lombares súbitas, frequentemente com dor radiculopática (dor de tiro devido à compressão das raízes nervosas) e raramente com compressão da medula espinal ou síndrome cauda equina. As fracturas vertebrais múltiplas levam a uma postura inclinada, perda de altura e dor crónica com a consequente redução da mobilidade. [12]

As fracturas dos ossos longos prejudicam gravemente a mobilidade e podem requerer cirurgia. A fractura da anca, em particular, requer normalmente cirurgia imediata, uma vez que lhe estão associados riscos graves, tais como trombose venosa profunda e embolia pulmonar, e aumento da mortalidade. Osteoporose mais comumente observada em mulheres na pós-menopausa

❖ A osteoporose desenvolve-se por 3 mecanismos[13,14] :
   ▪ Massa óssea de pico inadequada
   ▪ Reabsorção óssea excessiva
   ▪ Formação inadequada de novo osso

II. FINALIDADE E OBJECTIVO

O principal objectivo do presente projecto é fornecer uma formulação de libertação imediata para a administração de RALOXIFENE, aumentando a sua solubilidade bem como a taxa de dissolução, para o tratamento da osteoporose em mulheres na pós-menopausa.

A investigação envolvida no presente estudo é uma tentativa de desenvolver uma formulação de fármaco anti-osteoporótico, que tem um perfil de dissolução in-vitro semelhante ao da formulação Innovator. As patentes da forma de dosagem de RALOXIFENE expirarão no futuro tardio, pelo que o nosso objectivo era desenvolver uma forma de dosagem como a do produto Innovator para apresentar um pedido de ANDA. Assim, o presente projecto envolve o desenvolvimento de uma fórmula NON-INFRINGING para um comprimido de libertação imediata de medicamento anti-osteoporótico de administração oral com processo reprodutível e robusto.

Os objectivos do trabalho de investigação realizado são os seguintes:
   ❖ Formular e optimizar os comprimidos revestidos de RALOXIFENE da mesma forma que o do inovador.
   ❖ Para melhorar a dissolução e avaliar a cinética de libertação de fármacos a partir de várias formulações.
   ❖ Comparação dos perfis de dissolução da formulação desenvolvida com o produto inovador.

III. PLANO DE TRABALHO

Para alcançar estes objectivos, foi feito o seguinte plano de trabalho.

1. Inquérito literário
2. Análise do inovador
3. Estudo de pré-formulação.
   a. Caracterização de API
   b. Perfil de solubilidade
   c. Estudo de compatibilidade
4. Materiais e Métodos
5. Formulação de comprimidos.
6. Avaliação do comprimido
   I. Parâmetros de pré-compressão
   a. Perda na secagem.
   b. Análise de densidade.
   c. Índice de Compressibilidade
   d. Hasnuser's ratio.
   e. Análise granulométrica.
   II. Parâmetros pós-compressão:
   a. Aparência física
   b. Variação de peso
   c. Espessura
   d. Dureza
   e. Friabilidade
   f. Teste de desintegração
   g. Estudo de dissolução in-vitro
   h. Teste de uniformidade do conteúdo de drogas.
7. Comparação com a droga de referência listada
8. Estudo de estabilidade da formulação.
9. O pior estudo de caso.

FLUXOGRAMA PARA PLANO DE TRABALHO

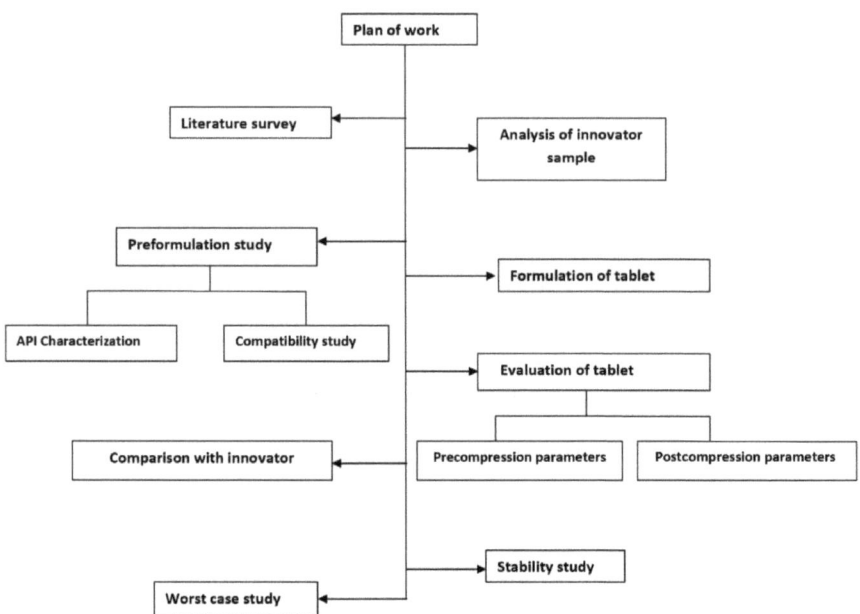

LITERATURA

V K Rai *et.al.* Estudaram o melhoramento da dissolução de uma droga pouco solúvel, RALOXIFENE HYDROCHLORIDE (RLX-HCL), usando uma forma de dosagem oral sólida. O estudo de solubilidade para droga pura foi feito em diferentes meios relevantes, o que resulta em má solubilidade de drogas. Aglutinantes hidrofílicos como Polivinilpirrolidona, Hidroxipropilmetilcelulose, Hidroxipropilcelulose foram investigados com o objectivo de melhorar a solubilidade na formulação. Foi feita uma comparação com o aglutinante hidrofóbico viz Ethyl cellulose. Foi estudado o comportamento de dissolução de diferentes formulações e drogas puras em diferentes meios relevantes, o que revela uma melhoria significativa no comportamento [15]

V. K. Rai *et.al.* Preparou comprimido de libertação imediata de RALOXIFENE HCL por técnica de granulação húmida. A fim de obter o melhor produto optimizado, foram desenvolvidas seis formulações diferentes. Foram tomados como variáveis diferentes lubrificantes desintrigantes de enchimento. Variação de peso, espessura, dureza, tempo de desintegração de friabilidade, libertação *in-vitro* e ensaio farmacêutico foram estudados como variável de resposta. No entanto, as restantes quatro formulações contendo estearato de magnésio, a viscosidade do nariz foi observada e a formulação foi seleccionada como um produto optimizado. As diferentes propriedades físicas e perfil de libertação *in-vitro* foram então comparadas com o produto de referência. A optimização provou ser uma ferramenta eficaz no desenvolvimento do produto[15]

Jagdish B. *et.al.* Estudou a dissolução e biodisponibilidade melhorada do HIDROCLORETO RALOXIFENO por co-moagem com diferentes superdisintegrantes e postulou o efeito de co-moagem do Raloxifeno HCl (R-HCl) com diferentes superdisintegrantes, nomeadamente crospovidona (CP), croscarmelose de sódio (CCS) e glicolato de sódio (SSG), utilizando um moinho de bolas, a fim de determinar o efeito potencial na taxa de dissolução e biodisponibilidade do Cloridrato de Raloxifeno (R-HCl). Os estudos de dissolução das composições co-terrâneas e das misturas físicas correspondentes foram realizados na farmacopeia americana (USP) aparelho tipo II. as interacções de estado sólido do co-terrâneo e das misturas físicas foram avaliadas por Calorimetria Exploratória Diferencial (DSC) e Difracção de Raios X (XRD). a farmacocinética da mistura co-terrânea (1:5::R-HCl:CP) e R-HCl moído foi avaliada após administração oral (25 mg/kg) em ratos fêmeas saudáveis pulverizados. Estudos DSC mostraram que a natureza cristalina de R-HCl foi reduzida após co-moagem com superdissintegrantes, enquanto que a co-moagem com CP resultou numa redução significativa do tamanho das partículas da mistura. foi observado um aumento significativo na taxa de dissolução com a mistura co-fundida de R-HCl com CP (1 : 5). A extensão da exposição média ao plasma de R-HCl foi 7 vezes maior em animais tratados com mistura co-terrânea de R-HCl, CP (1:5) em comparação com animais tratados com R-HCl moído. a co-moagem de R-HCl com CP, reduziu a cristalinidade da droga, aumentou a taxa e extensão da dissolução, e melhorou a biodisponibilidade[16]

Shailesh Sharma _et. al._ O co-processamento é definido como a combinação de dois ou mais excipientes estabelecidos por um processo apropriado. O co-processamento de excipientes poderia levar à formação de excipientes com propriedades superiores em comparação com o simples componente de mistura física. As partículas co-processadas de Ac-di-Sol e Crospovidona foram preparadas utilizando um solvente, isto é, álcool isopropílico, que foram utilizados como excipientes directamente compressíveis na formulação de comprimidos dissolventes na boca. Os dois super-desintegrados foram misturados em proporções variadas (de acordo com o desenho factorial 3^2) por agitação constante até que todo o solvente fosse evaporado. A mistura semi-seca de super desintegrados foi passada através de tela de rede de tamanho no. 60 e seca em secador de tabuleiro a 60°C. Um desenho factorial de dois factores de três níveis (3^2) está a ser utilizado para optimizar a formulação. Nove destas diferentes misturas proporcionais de superdesintegrantes foram preparadas em conformidade. A concentração de Superdisintegrantes processados foi então optimizada para DT 35 segs. e friabilidade 0,5% e utilizada para formular comprimidos de dissolução bucal pelo método de compressão directa utilizando outros excipientes comummente utilizados e avaliados quanto ao tempo de desintegração, tempo de molhagem, dureza dos comprimidos e percentagem de friabilidade. Observou-se uma diminuição no tempo de desintegração e tempo de molhagem com comprimidos preparados por superdisintegrantes processados quando comparados com comprimidos formulados usando Ac-di-sol, Crospovidone apenas; contudo, não houve alteração significativa na dureza dos comprimidos e na percentagem de friabilidade[17]

Pathak N. _et.al._ Estudou o papel de vários aglutinantes hidrofílicos para o melhoramento da dissolução de uma droga pouco solúvel, RALOXIFENE HYDROCHLORIDE (RLX-HCL), utilizando uma forma de dosagem oral sólida. O estudo de solubilidade para droga pura foi feito em diferentes meios relevantes, o que resulta numa solubilidade pobre de fármacos. Aglutinantes hidrofílicos _viz_ Polyvinyl pyrrolidone (PVP-K 30), Hydroxy propyl methyl Cellulose(HPMC), Hydroxy propyl cellulose(HPC) foram investigados com o objectivo de melhorar a solubilidade na formulação. Foi feita uma comparação com a hidroxipropilmetilcelulose _aglutinante viz_ Etil-celulose. Foi estudado o comportamento de dissolução de diferentes formulações e drogas puras em diferentes meios relevantes, o que revela uma melhoria significativa no comportamento de dissolução da droga, utilizando aglutinante hidrofílico[18]

Sharma D. *et.al.* Entre todas as entidades químicas recentemente descobertas, cerca de 40% dos medicamentos são lipofílicos e não chegam ao mercado devido à sua fraca solubilidade em água. O comportamento de solubilidade das drogas continua a ser um dos aspectos mais desafiantes no desenvolvimento da formulação. As dispersões sólidas têm um enorme potencial para melhorar a solubilidade dos fármacos[19]

Anuj Garg*et.al* estudaram a interacção do estado sólido do Raloxifeno HCl com diferentes portadores hidrofílicos durante a co-moagem e o seu efeito na taxa de dissolução e investigaram os efeitos de diferentes classes de portadores hidrofílicos (pirrolidonas de polivinil [PVPs] [Plasdone K-25 e Plasdone S-630], polímeros celulósicos [hidroxil propil metilcelulose e hidroxi propil celulose], e Alginato de sódio) sobre o estado sólido e a taxa de dissolução do cloridrato de Raloxifeno (R-HCl). As caracterizações do estado sólido de misturas co-territorializadas e misturas físicas em rácios 1:1 e 1:2 de fármaco/polímero foram realizadas empregando difractómetro laser para o tamanho de partículas e calorimetria de varrimento diferencial (DSC) para interacções de estado sólido. Os resultados dos estudos de tamanho de partículas mostraram que apenas a co-moagem com PVPs foi mais eficaz na redução do tamanho das partículas do que a moagem de fármacos isoladamente. O estudo DSC indicou que a natureza cristalina do fármaco foi reduzida após a co-moagem com PVPs quando comparada com as suas misturas físicas correspondentes. Os portadores hidrofílicos que não as PVPs não reduziram significativamente a natureza cristalina do fármaco. A difracção de raios X e a microscopia electrónica de varrimento foram realizadas para lotes seleccionados para confirmar os resultados da DSC. Foi observada uma melhoria significativa na taxa de dissolução e extensão com misturas co-territoriais de fármacos e PVPs. Verificou-se que a Plasdone S-630 era um melhor portador de R-HCl em termos de obtenção de melhorias na dissolução. Os dados de dissolução in vitro podem ser descritos pelo modelo Hixson-Crowell, indicando o mecanismo de libertação do fármaco predominado pela erosão[20]

M.D.Dhanaraju *et.al.* Estudaram o número crescente de novas entidades químicas emergentes da descoberta de drogas e que atingem o desenvolvimento de drogas são pouco ou muito pouco solúveis em água. O nosso estudo visou o desenvolvimento da formulação solubilizada e avaliação do medicamento insolúvel Raloxifeno (RLX) com melhor biodisponibilidade para o tratamento da osteoporose em mulheres na pós-menopausa. Foram realizados estudos de pré-formulação para determinar as características físicas do fármaco como densidade aparente, tamanho das partículas e solubilidade. As dispersões sólidas foram preparadas pelo método de fusão a quente, empregando 6 portadores e proporções de mistura diferentes (1:1, 1:2, e 1:3). E a selecção do agente complexante/transportador adequado e a relação foi feita com base na solubilidade. Foram feitos estudos DSC para definir o estado físico do fármaco no transportador e a possível interacção do RLX- complexo transportador. A compatibilidade dos excipientes com o RLX- complexo portador foi testada em relação ao seu sabor, a fim de aumentar a palatabilidade da formulação do RLX. Foram realizados 10 banhos de ensaio da formulação de RLX para seleccionar a fórmula protótipo, a melhor formulação foi optimizada e investigada por estudos preliminares de estabilidade a fresco (armazenada a RT) e condições de stress (armazenada a 40°C & 75% RH durante 1 mês) e a formulação inicial de RLX foi comparada com a envelhecida (1 mês). Não foram observadas alterações substanciais na sua estabilidade[21]

Birkhauser M. *et.al*. . estudaram os três modernos Moduladores Selectivos de Receptor de Estrogénio (SERMs) Raloxifeno, Lasoxifeno e Bazedoxifeno registados na Europa reduzem em mulheres na pós-menopausa com alto risco de osteoporose a incidência de fracturas vertebrais em 30 - 50%, dependendo do subgrupo a que pertencem. Faltam dados sólidos prospectivos de fractura para redução do risco de fracturas não vertebrais, incluindo a anca, para o Raloxifeno e o Bazedoxifeno. Contudo, uma análise post hoc sugere que o risco de fracturas não vertebrais é significativamente reduzido pelo Raloxfene em mulheres com osteoporose grave. A diminuição simultânea da incidência de cancro da mama invasivo positivo de ER em utilizadores de Raloxifene é altamente relevante para os clínicos. Infelizmente, o Raloxifeno e o Bazedoxifeno são, na UE e na Suíça, apenas rotulados para a utilização na prevenção e tratamento da osteoporose pós-menopausa. Os SERMs podem induzir ou aumentar os sintomas vasomotores. Por conseguinte, os SERMs não são uma terapia de primeira linha na pós-menopausa precoce. Olhando para outras opções hormonais, a Terapia de Substituição Hormonal (TSH) continua a ser a terapia de primeira linha para a redução da fractura na peri- e na pós-menopausa precoce. Os SERMs são uma escolha apropriada para a continuação da prevenção de fracturas após uma TSH inicial, particularmente para a prevenção de fracturas vertebrais. Os SERMs são seguros se (como na HRT oral) o risco ligeiramente aumentado de tromboembolismo venoso for respeitado. Em conclusão, as SERMs têm hoje o seu lugar bem estabelecido na prevenção e tratamento da osteoporose pós-menopausa, particularmente em mulheres com um risco simultaneamente aumentado de cancro da mama[22]

JJ Bandela,CH Anupama. Fez uma tentativa de aumentar a taxa de dissolução do cloridrato de raloxifeno através da preparação de comprimidos por PEGylation. Os polietilenoglicóis de alto peso molecular, PEG 15 000 e PEG 35 000, foram utilizados para PEGylation de cloridrato de raloxifeno, um medicamento BCS Classe II insolúvel em água. Os conjugados de PEG foram preparados com PEG nas relações de peso de (1:1), (1:2), e (1:3.5) utilizando a técnica de evaporação de solvente e a técnica de amassadura. Os conjugados foram analisados por FTIR, XRD, e DSC e submetidos a estudos de dissolução. A análise FTIR revelou a interacção do raloxifeno HCl com o PEG, indicando a formação de um conjugado. RLX: O PEG 35 000 (1:3.5)(KM) conjugado exibiu a maior taxa de dissolução de 99,12% a nível in vitro entre todos os RLX: PEG 15 000 e RLX: PEG 35 000 conjugados. Os comprimidos de cloridrato de raloxifeno foram preparados utilizando RLX: PEG 35 000 (1:3.5) através da técnica de compressão directa e avaliado. Os comprimidos preparados apresentaram características óptimas de libertação de fármacos de 99,12% em 60 min e as características físicas tais como dureza (4,5 kg/cm ^{2}), friabilidade (menos de 1%) e percentagem de fármacos (99,79 ± 0,62). O padrão ideal de libertação de fármacos a partir de comprimidos preparados foi indicado pelos valores T50 e T90 como 29,5 e 42 min, respectivamente, a partir dos dados de dissolução. Assim, os presentes estudos indicaram que o PEGylation of raloxifene HCl foi uma técnica bem sucedida para aumentar a taxa de dissolução do raloxifene HCl e para preparar os seus comprimidos[23]

Pushparaj Cheemakurthi et. al estudaram a melhoria da biodisponibilidade oral de medicamentos pouco solúveis em água . O objectivo é formular dispersões sólidas com diferentes portadores, polietilenoglicol, pirrolidona de polivinil, álcool de polivinil, polaxamer, polipplasdona, açúcares, polímeros de celulose e ciclodextrina na proporção 1:1 com metanol. Estudos de solubilidade saturada e solubilidade intrínseca de dispersões sólidas na água purificada foram comparados com o raloxifeno. O perfil de dissolução para formulações revela uma melhoria significativa no comportamento de dissolução utilizando surfactante (polaxómero), complexo de inclusão (ß-ciclodextrina) e polímero hidrofílico (PVA).

VII. PERFIL DE DROGAS
> **Nome:** RALOXIFENE (Hydrochloride)
> **Estrutura**

> **Tipo de droga:**
> - Aprovado
> - Investigacional
> - Pequena Molécula Molecule

> **Descrição:**

Um modulador selectivo do receptor de estrogénio (SERM) de segunda geração utilizado para prevenir a osteoporose em mulheres na pós-menopausa. Tem efeitos agonistas do estrogénio no metabolismo ósseo e do colesterol, mas comporta-se como um antagonista completo do estrogénio na glândula mamária e no tecido uterino.

> **Descrição química:** RALOXIFENE é um ligeiro pó amarelo.

> **Sinónimos:**
> - RAL
> - Raloxifeno Hcl
> - Cloridrato de Raloxifeno

> **Nomes de marcas:**
> - Evista
> - Keoxifene

> **Nome químico IUPAC:** 2-(4-hidroxifenil)-3-({4-[2-(piperidin1il)etoxi]fenil}carbonil)-1-benzothiophen-6-ol

> **Fórmula Química:** C28H27NO4S

> **Peso Molecular Médio:** 473.583

> **Peso Molecular Monoisotópico:** 473.166079047

> **Estado:** Sólido

> **Ponto de fusão:** 143-147oC

> **Solubilidade:**

RALOXIFENE (hidrocloreto) é solúvel em solventes orgânicos tais como etanol, DMSO e Dimetil-formamida (DMF). O RALOXIFENE (cloridrato) é moderadamente solúvel em buffers aquosos. Para máxima solubilidade em tampões aquosos, RALOXIFENE (hidrocloreto) deve ser primeiro dissolvido em DMSO e depois diluído com o tampão aquoso de escolha. RALOXIFENE (cloridrato) tem uma solubilidade de aproximadamente 0,3mg/ml numa solução 1:2 de DMSO:PBS (pH 7,2).

> **Solubilidade prevista da água**: 0,25mg/ml
> **PKa:** 9.55.
> **Coeficiente de Partição:**
> **LogP/Hidrofobicidade experimental:** 5.2
> **LogP previsto:** 5.45
> **Categoria de medicamentos**
>   - Agentes anti-hipocalcemicos
>   - Osteoporose profiláctica
>   - Moduladores Selectivos de Receptor de Estrogénio
>   - Antagonistas de Estrogénio
>   - Agentes de Conservação da Densidade Óssea
> **Indicação:** Para a prevenção e tratamento da osteoporose em mulheres na pós-menopausa, bem como para a prevenção e tratamento da perda óssea induzida por corticosteróides. Também para a redução da incidência de cancro da mama invasivo em mulheres na pós-menopausa com osteoporose ou que têm um risco elevado de desenvolver cancro da mama

PHARMACOLOGY

Mecanismo de Acção:

O raloxifeno liga-se aos receptores de estrogénio, resultando na expressão diferencial de múltiplos genes regulados por estrogénio em diferentes tecidos. O raloxifeno produz efeitos semelhantes aos do estrogénio no osso, reduzindo a reabsorção óssea e aumentando a densidade mineral óssea em mulheres na pós-menopausa, diminuindo assim a taxa de perda óssea. A manutenção da massa óssea por raloxifeno e estrogénios é, em parte, através da regulação do factor de crescimento transformador de codificação de genes-β3 (TGF-β3), que é uma proteína de matriz óssea com propriedades antiosteoclásticas. O raloxifeno activa o TGF-β3 através de vias mediadas por receptores de estrogénio mas que envolvem sequências de ADN distintas do elemento de resposta ao estrogénio. O medicamento também se liga ao receptor de estrogénio e actua como agonista do estrogénio em células pré-osteoclásticas, o que resulta na inibição da sua capacidade proliferativa. Pensa-se que esta inibição contribui para o efeito do fármaco na reabsorção óssea. Outros mecanismos incluem a supressão da actividade da actividade promotora da citoquina interleucina-6 de reabsorção óssea. O raloxifeno também antagoniza os efeitos do estrogénio no tecido mamário e bloqueia as respostas uterotróficas ao estrogénio. Ao competir com os estrogénios pelos receptores de estrogénio no tecido reprodutivo, o raloxifeno impede a activação transcripcional dos genes que contêm o elemento de resposta ao estrogénio. Além disso, o raloxifeno inibe a proliferação dependente do estradiol das células tumorais mamárias humanas MCF-7 in vitro. O mecansim de acção do raloxifeno não foi totalmente determinado, mas as evidências sugerem que a actividade do agonista ou antagonista do estrogénio específico do medicamento está relacionada com as diferenças estruturais entre o complexo receptor raloxifenoestrogénio (especificamente a topografia superficial da AF-2) e o complexo receptor estrogénio-estrogénio. Além disso, a existência de pelo menos 2 receptores de estrogénio (ERα, ERβ) pode contribuir para a especificidade tecidual do raloxifeno.

Farmacocinética:

Absorção: O raloxifeno é absorvido rapidamente após a administração oral. Aproximadamente 60% de uma dose oral é absorvida, mas a conjugação de glucuronida pré-sistémica é extensa. A biodisponibilidade absoluta do raloxifeno é de 2%. O tempo para atingir a concentração plasmática máxima média e a biodisponibilidade são funções de interconversão sistémica e ciclo enterohepático do raloxifeno e os seus metabolitos de glucuronida. A administração de raloxifeno HCl com uma refeição padronizada e rica em gordura aumenta a absorção do raloxifeno (Cmax 28% e AUC 16%), mas não conduz a alterações clinicamente significativas na exposição sistémica. O EVISTA (raloxifeno) pode ser administrado sem ter em conta as refeições.

Distribuição: Após a administração oral de doses únicas que vão de 30 a 150 mg de raloxifeno HCl, o volume aparente de distribuição é de 2348 L/kg e não depende da dose. O raloxifeno e os conjugados monoglucuronídeos são altamente (95%) ligados a proteínas plasmáticas. O raloxifeno liga-se tanto à albumina como à glicoproteína α1-ácida, mas não à globulina de ligação de esteróides sexuais.

Metabolismo: A biotransformação e disposição do raloxifeno em humanos foram determinadas após a administração oral de raloxifeno marcado com 14C. O raloxifeno sofre um metabolismo extensivo de primeira passagem aos conjugados glucuronídeos: raloxifeno4'-glucuronida, raloxifeno6-glucuronida, e raloxifeno 6, 4'-diglucuronida. Nenhum outro metabolito foi detectado, fornecendo fortes evidências de que o raloxifeno não é metabolizado pelas vias do citocromo P450. O raloxifeno não conjugado compreende menos de 1% do total do material radioligrafado no plasma. As porções log-lineares terminais das curvas de concentração do raloxifeno e dos glucurónidos no plasma são geralmente paralelas. Isto é consistente com a interconversão do raloxifeno e dos metabolitos do glucuronido. Após administração intravenosa, o raloxifeno é limpo a uma taxa que se aproxima do fluxo sanguíneo hepático. A depuração oral aparente é de 44,1 L/kg-hr. O raloxifeno e os seus conjugados glucuronídeos são interconvertidos por metabolismo sistémico reversível e ciclagem enterohepática, prolongando assim a sua semi-vida de eliminação do plasma para 27,7 horas após a dosagem oral.

Os resultados de doses orais únicas de raloxifeno prevêem a farmacocinética de doses múltiplas. Após a dosagem crónica, a depuração varia de 40 a 60 L/kg-hora. Doses crescentes de raloxifeno HCl (variando de 30 a 150 mg) resultam num aumento ligeiramente inferior a um aumento proporcional da área sob a curva de concentração do tempo plasmático (AUC).

Excreção: O raloxifeno é excretado principalmente nas fezes, e menos de 0,2% é excretado inalterado na urina. Menos de 6% da dose de raloxifeno é eliminada na urina como conjugado de glucuronida.

Farmacodinâmica:

Raloxifeno, um modulador selectivo do receptor de estrogénio (SERM) da classe do benzotiofeno, é semelhante ao tamoxifeno na medida em que produz efeitos semelhantes aos do estrogénio no metabolismo ósseo e lipídico, ao mesmo tempo que antagoniza os efeitos do estrogénio no tecido mamário e uterino. O raloxifeno difere quimicamente e farmacologicamente dos estrogénios naturais, dos compostos sintéticos esteroidais e não esteroidais com actividade estrogénica, e dos antiestrogénicos. Os estrogénios desempenham um papel importante nos sistemas reprodutivo, esquelético, cardiovascular e nervoso central das mulheres, e actuam principalmente regulando a expressão genética. Quando o estrogénio se liga a um domínio ligante do receptor de estrogénio, a resposta biológica é iniciada como resultado de uma mudança conformacional do receptor de estrogénio, que leva à transcrição do gene através de elementos específicos de resposta ao estrogénio de promotores de genes alvo. A subsequente activação ou repressão do gene alvo é mediada através de 2 domínios de transacção distintos do receptor: AF-1 e AF-2. O receptor do estrogénio também medeia a transcrição do gene utilizando diferentes elementos de resposta e outras vias de sinalização. O papel do estrogénio como regulador da massa óssea está bem estabelecido. Nas mulheres na pós-menopausa, a perda progressiva da massa óssea está relacionada com a diminuição da função ovariana e uma redução do nível de estrogénio na circulação. O estrogénio também tem efeitos favoráveis sobre o colesterol sanguíneo.

Sr. Não	Parâmetro	RALOXIFENE comprimido 50mg
1	T máx	6 hr
2	Cmax	0,595 mg/ml
3	T ½	27.7hr
4	Biodisponibilidade oral	A biodisponibilidade absoluta do raloxifeno é de 2,0%.
5	Site de Absorção	
6	Encadernação com Proteína de Plasma	95%
7	Site do Metabolismo	O raloxifeno hepático, raloxifeno sofre um metabolismo de primeira passagem extensivo aos conjugados glucuronídeos: raloxifeno-4'-glucuronida, raloxifeno-6'-glucuronida, e raloxifeno-6, 4'-diglucuronida. Nenhum outro metabolito foi detectado, fornecendo fortes evidências de que o raloxifeno não é metabolizado pelas vias do citocromo P450.
8	Rota de Excreção	O raloxifeno é excretado principalmente nas fezes, e menos de 0,2% é excretado inalterado na urina.
9	Classificação BCS	Classe II (Baixa Solubilidade, Alta Permissibilidade)

VIII. PERFIL EXCITANTE

O excipiente farmacêutico é qualquer substância inactiva que não seja a substância farmacêutica utilizada no produto farmacêutico correspondente. O Conselho Internacional de Excipientes Farmacêuticos (IPEC) define 13 categorias generaL de excipientes para formas de dosagem sólidas baseadas na função: ligantes, desintegrantes, cargas, lubrificantes, deslizantes, auxiliares de compressão, cores, edulcorantes, conservantes, agentes de suspensão/dispersão, ex-revestimentos de película, aromas e tinta de impressão.

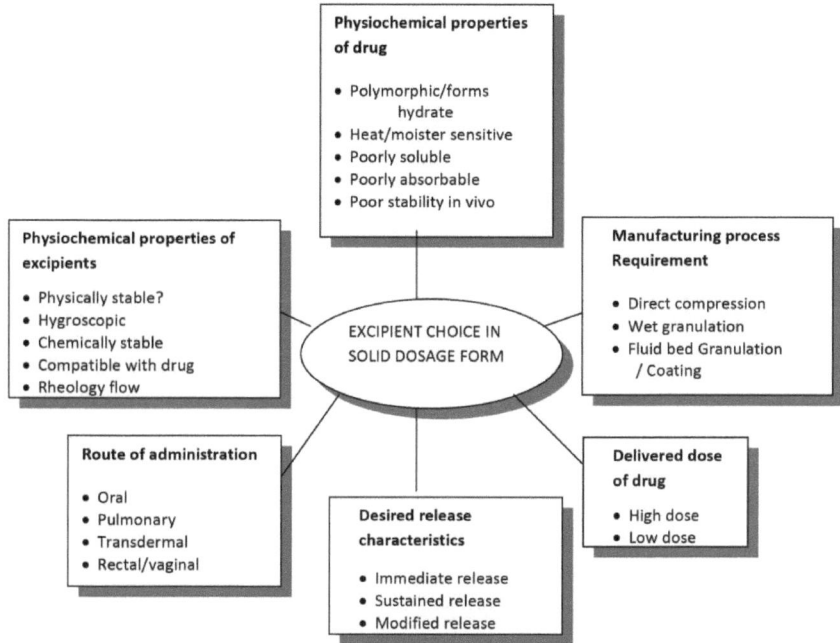

Fig 5: Factores a considerar na escolha da forma de dosagem sólida de Excipientes

A.LACTOSE MONO-HIDRATO

1. Nomes não-proprietários
- BP: Lactose monohidrato
- PhEur: Lactosum monohydricum
- JP: Lactose
- USPNF: Lactose monohidrato

2. Sinónimos
- CapsuLac
- GranuLac
- Lactochem

- lactosum monohydricum
- Pharmatose
- PrismaLac
- SacheLac
- SuperTab 30GR
- Tablettose

3. Nome químico e número de registo CAS

O-β-d-Galactopyranosyl-(1→4)-α-d-glucopyranose monohydrate [64044-51-5]

4. Fórmula Empírica e Peso Molecular

C12H22O11-H2O 360.31

5. Categoria funcional

Aglutinante; diluente para inaladores de pó seco; aglutinante de comprimidos; diluente de comprimidos e cápsulas.

6. Aplicações em Formulação Farmacêutica ou Tecnologia

A lactose é amplamente utilizada como enchimento ou diluente em comprimidos e cápsulas, e de forma mais limitada em produtos liofilizados e fórmulas para lactentes. [80-81] A lactose é também utilizada como diluente na inalação de pó seco. [83-84] Vários graus de lactose estão comercialmente disponíveis que têm propriedades físicas diferentes, tais como distribuição granulométrica e características de fluxo. Isto permite a selecção do material mais adequado para uma determinada aplicação; por exemplo, a gama de tamanho de partícula seleccionada para as cápsulas depende frequentemente do tipo de máquina encapsuladora utilizada. Normalmente, utilizam-se graus finos de lactose na preparação de comprimidos pelo método de granulação húmida ou na moagem durante o processamento, uma vez que o tamanho fino permite uma melhor mistura com outros ingredientes da formulação e utiliza o ligante de forma mais eficiente.

Outras aplicações da lactose incluem a utilização em produtos liofilizados, onde a lactose é adicionada a soluções liofilizadas para aumentar o tamanho do tampão e a coesão da ajuda. A lactose é também utilizada em combinação com sacarose (aproximadamente 1 : 3) para preparar soluções de cobertura de açúcar. Os graus de compactação directa da lactose mono-hidratada estão disponíveis em granulados/aglomerados α-lactose mono-hidratada, contendo pequenas quantidades de lactose anidra. Os graus de compressão directa são frequentemente utilizados para transportar menores quantidades de fármacos e isto permite que os comprimidos sejam feitos sem granulação. Outras lactoses directamente compressíveis são a lactose seca por spray e a lactose anidra.

7. Descrição

No estado sólido, a lactose aparece como várias formas isoméricas, dependendo das condições de cristalização e secagem, ou seja α-lactose mono-hidratada, β-lactose anidra, e α-lactose anidra. As formas cristalinas estáveis de lactose são α-lactose mono-hidratada, β-lactose anidra, e estável α-lactose anidra. A lactose ocorre como partículas cristalinas ou pó branco a branco-amarelado. A lactose é inodora e de sabor ligeiramente doce; α-lactose é aproximadamente 20% tão doce como a sacarose, enquanto que β-lactose é 40% tão doce.

8. Propriedades típicas

- *Ângulo de repouso:*
  33° para o *Pharmatose DCL 15*; 32° para o *Tablettose 70* e *Tablettose 80*.
- *Pressão de compressão:*
  18,95-19,10 kN/cm2
- *Densidade (verdadeira):*
  1,545 g/cm3 (α-lactose mono-hidrato)
- *Ponto de fusão:*
  201-202°C (para mono-hidrato de lactose desidratado α-lactose)

- *Solubilidade:*

Quadro 12: Solubilidade da lactose.

Solvente	Solubilidade a 20°C salvo indicação em contrário
Clorofórmio	Praticamente insolúvel
Etanol	Praticamente insolúvel
Éter	Praticamente insolúvel
Água	1 em 5.24
	1 em 3.05 a 40°C
	1 em 2.30 a 50°C
	1 em 1,71 a 60°C
	1 em 0,96 a 80°C

9. Estabilidade e condições de armazenamento

O crescimento do bolor pode ocorrer em condições húmidas (80% de humidade relativa e acima). A lactose pode desenvolver uma coloração castanha no armazenamento, sendo a reacção acelerada por condições quentes e húmidas;. A pureza das diferentes lactoses pode variar e a avaliação da cor pode ser importante, particularmente se estiverem a ser formulados comprimidos brancos. A estabilidade da cor de várias lactoses também difere. As soluções mostram mutorotação, e devem ser armazenadas num recipiente bem fechado, num local fresco e seco.

10. Incompatibilidades

É provável que ocorra uma reacção de condensação do tipo Maillar entre lactose e compostos com um grupo de aminas primárias para formar produtos de cor castanha, ou amarelo-acastanhada. A lactose é também incompatível com aminoácidos, aminofilina, amfetaminas, e lisinopril.

11. Substâncias relacionadas

Lactose, anidra; lactose, seca por spray

B. LACTOSE ANIDRA

1.Nomes não-proprietários

- BP: Lactose anidra
- JP: Lactose anidra
- PhEur: Lactose, Anidro
- USP-NF: Lactose anidra

2. Sinónimos

- Anidro 60M
- Lactopress Anhydrous
- lactosum anhydricum
- SuperTab 21AN, 22AN

3. Nome químico e número de registo CAS

O-b-D-Galactopyranosyl-(1!4)-b-D-glucopyranose [63-42-3]

4. Fórmula Empírica e Peso Molecular

Fórmula Molecular :C12H22O11

Wt. Molecular. 342.30

6. Categoria funcional

Excipiente directamente compressível; excipiente de inalação em pó seco; liofilizante; diluente de comprimidos e cápsulas; comprimidos e cápsulas de enchimento.

7. Aplicações em Formulação Farmacêutica ou Tecnologia

A lactose anidra é largamente utilizada em aplicações de comprimidos de compressão directa, e como um enchimento de comprimidos e cápsulas e aglutinante. A lactose anidra pode ser utilizada com drogas sensíveis à humidade devido ao seu baixo teor de humidade. Também pode ser utilizada em injecções intravenosas.

8. Descrição

A lactose anidra ocorre como partículas cristalinas ou pó branco a branco-amarelado. Várias marcas diferentes de lactose anidra estão comercialmente disponíveis que contêm b-lactose anidra e lactose anidra a-lactose. A lactose anidra contém tipicamente 70-80% de b-lactose anidra e 20-30% de lactose a-lactose anidra.

10. Propriedades típicas

- *Densidade (verdadeiro)*

1,589 g/cm3 para b-lactose anidra

- *Ponto de fusão*

223.08C para anidro a-lactose;

252,28C para b-lactose anidra;

232.08C (típico) para lactose anidra comercial.

- *Solubilidade*

Solúvel em água; moderadamente solúvel em etanol (95%) e éter; 40 g/100mL a

258C para produtos típicos da Sheffield Pharma Ingredients.

11. Estabilidade e condições de armazenamento

O crescimento do bolor pode ocorrer em condições húmidas (80% HR ou mais). A lactose pode desenvolver uma coloração castanha no armazenamento, sendo a reacção acelerada por condições quentes e húmidas. A lactose anidra deve ser armazenada num recipiente bem fechado num local fresco e seco.

12. Incompatibilidades

A lactose anidra é incompatível com oxidantes fortes. Quando misturas contendo um antagonista do leucotrieno hidrófobo e lactose anidra ou mono-hidratada foram armazenadas durante seis semanas a 408C e 75% RH, a mistura contendo lactose anidra mostrou uma maior absorção de humidade e degradação da droga.(3) Estudos demonstraram também que em misturas de acetato de roxifibã (DMP-754) e lactose anidra, a presença de lactose anidra acelerou a hidrólise dos grupos éster e amidina.(4) A lactose anidra é um açúcar redutor com potencial para interagir com aminas primárias(5) e secundárias(6) (reacção de Maillard) quando armazenada em condições de humidade elevada durante períodos prolongados.

13. Situação regulamentar

GRAS listado. Incluído na base de dados de ingredientes inactivos da FDA (IM, IV: pó para solução injectável; IV e preparações sublingual; oral: cápsulas e comprimidos; pó para inalação; vaginal). Incluído em medicamentos não parentéricos e parentéricos licenciados no Reino Unido. Incluído na Lista Canadiana de Ingredientes Não-Medicinais Aceitáveis.

14. Substâncias relacionadas

Lactose, inalação; lactose, mono-hidrato; lactose, spray-dried

C. PVP K30

1. Nomes não-proprietários

- BP: Povidone
- JP: Povidone
- PhEur: Povidone
- USP: Povidone

2. Sinónimos

- Kollidon
- Plasdone;
- poli[1-(2-oxo-1-pirrolidinil)etileno]
- polividona; polivinilpirrolidona;
- povidonum;
- Povipharm;
- PVP; polímero de 1-vinil-2-pirrolidinona.

3. Nome químico e número de registo CAS

1-Etenil-2-pirrolidinona homopolímero [9003-39-8]

4. Fórmula Empírica e Peso Molecular

$(C_6H_9NO)_n$ 2500-3 000 000

5. Categoria funcional

Desintegrante; intensificador de dissolução; agente de suspensão; aglutinante de comprimidos

6. Aplicações em Formulação Farmacêutica ou Tecnologia

Embora a povidona seja utilizada numa variedade de formulações farmacêuticas, é principalmente utilizada em formas de dosagem sólida. Em comprimidos, as soluções de povidona são utilizadas como aglutinantes em granulação húmida.

processos. A povidona é também adicionada a misturas em pó na forma seca e granulada in situ pela adição de água, álcool ou soluções hidroalcoólicas. A povidona é utilizada como solubilizante em formulações orais e parentéricas, e tem demonstrado aumentar a dissolução de drogas pouco solúveis a partir de formas de dosagem sólida. As soluções de povidona também podem ser utilizadas como agentes de revestimento ou como aglutinantes quando se revestem ingredientes farmacêuticos activos sobre um suporte como contas de açúcar. Povidonemay também pode ser utilizado em processos de granulação húmida.

Usos da Povidone

Utilização	Concentração (%)
Transportador de drogas	10-25
Agentes dispersores	Até 5
Aglutinante de comprimidos (granulação húmida)	0.5–5
Desintegrante de Tablet	5–10

7. Descrição

A povidona ocorre como um pó higroscópico fino, branco a branco-creme, inodoro ou quase inodoro. As povidonas com K-valuês igual ou inferior a 30 são fabricadas por secagem por pulverização e ocorrem como esferas. Povidona K-90 e povidonas com valor K superior são fabricadas por secagem por tambor e ocorrem como placas

8. Propriedades típicas

- *Densidade (volume):*0,586 g/cm3
- *Densidade (batida):*0,879 g/cm3
- **Densidade (verdadeiro):**1.516 g/cm3
- **Distribuição granulométrica:**30-150 µm, diâmetro médio 52 µm. Para PVP K30, superior a 90% através de uma malha US #100 (149 µm); e inferior a 0,5% retido numa malha US #40 (420 µm).
- **Solubilidade:** praticamente insolúvel em solventes orgânicos. Ligeiramente solúvel a solúvel em água fria, dependendo do grau de pré-gelatinização. As pastas podem ser preparadas peneirando a Povidona em água agitada e fria. A matéria solúvel em água fria para parcialmente Povidona é 10-20%.

9. Estabilidade e Condições de Armazenamento Povidone é um material estável mas higroscópico, que deve ser armazenado num recipiente bem fechado, num local fresco e seco.

D. Polissorbato 80 (Tween 80) :

1. Nomes não-proprietários

- BP: Polissorbato 20, Polissorbato 40, Polissorbato 60, Polissorbato 80
- JP: Polissorbato 80

- PhEur: Polysorbatum 20, Polysorbatum 40, Polysorbatum 60, e Polysorbatum 80
- USPNF: Polissorbato 20, Polissorbato 40, Polissorbato 60,e Polissorbato 80

2. Sinónimos

- Polissorbato 80
- Cremophor PS 80
- Crillet 50;
- Liposorb O-20;
- Montanox 80;
- Polioxietileno 20 oleato;
- Ritabate 80;
- Tween 80

3. Nomes Químicos e Números de Registo CAS

Monooleato de polioxietileno 20 sorbitano [9005-65-6]

4. Fórmula Empírica e Peso Molecular

*Fórmula :*C64H124O26

Peso Molecular ;1310

5. Categoria funcional: Emulsionante; tensoactivo não iónico; solubilizante; agente molhante, dispersante/suspensável.

6. Aplicações em Formulação Farmacêutica ou Tecnologia :

Os ésteres de ácidos gordos de polioxietileno sorbitano (polissorbatos) são uma série de ésteres parciais de ácidos gordos de sorbitol e os seus anidridos copolimerizados com aproximadamente 20, 5, ou 4 moles de óxido de etileno para cada molécula de sorbitol e os seus anidridos

O produto resultante é, portanto, uma mistura de moléculas de tamanhos variáveis em vez de um único composto uniforme. Os polissorbatos contendo 20 unidades de oxietileno são tensioactivos hidrofílicos não iónicos que são amplamente utilizados como agentes emulsificantes na preparação de emulsões farmacêuticas estáveis de óleo na água. Também podem ser utilizados como agentes solubilizantes para uma variedade de substâncias, incluindo óleos essenciais e vitaminas solúveis em óleo, e como agentes molhantes na formulação de suspensões orais e parentéricas. Foram considerados úteis para melhorar a biodisponibilidade oral das moléculas de drogas que são substratos para p-glycoprotein.(1) Os polissorbatos são também amplamente utilizados em cosméticos e produtos alimentares.

Utilização	Concentração (%)
Agente emulsionante • Usado sozinho em emulsões de óleo na água	1–15
• Usado em combinação com hidrofílico emulsificantes em emulsões de óleo na água	1–10
• Utilizado para aumentar as propriedades de retenção de água de Ungüentos	1–10
Agente solubilizante • Para constituintes activos pouco solúveis em bases lipofílicas.	1–10
Agente molhante • Para constituintes activos insolúveis em bases lipofílicas.	0.1–3

8. Descrição

Os polissorbatos têm um odor característico e um sabor quente e algo amargo. As suas cores e formas físicas a 258C são apresentadas na Tabela V, embora se deva notar que a intensidade absoluta da cor dos produtos pode variar de lote para lote e de fabricante para fabricante.

9. Propriedades típicas

- *Valor ácido*: 2.0
- *Acidez/alcalinidade*: pH = 6,0-8,0 para uma solução aquosa a 5% p/v.
- *Ponto de inflamação*: 1490C
- *Valor HLB*: 15.0
- *Valor de Hydroxyl* 65-80.
- *Conteúdo de humidade*: 3.0
- *Valor de saponificação*: 45–55.
- *Viscosidade (dinâmica):* 425
- *Gravidade específica:* 1.08.

10. Estabilidade e condições de armazenamento

Os polissorbatos são estáveis aos electrólitos e aos ácidos e bases fracos; a saponificação gradual ocorre com ácidos e bases fortes. Os ésteres do ácido oleico são sensíveis à oxidação. Os polissorbatos são higroscópicos e devem ser examinados quanto ao teor de água antes de serem utilizados e, se necessário, secos. Além disso, em comum com outros tensioactivos de polioxietileno, o armazenamento prolongado pode levar à formação de peróxidos. Os polissorbatos devem ser armazenados num recipiente bem fechado, protegido da luz, num local fresco e seco.

11. Incompatibilidades

Descoloração e/ou precipitação ocorrem com várias substâncias, especialmente fenóis, taninos, alcatrão, e materiais semelhantes ao alcatrão. A actividade antimicrobiana dos conservantes parabenos é reduzida na presença de polissorbatos.(2) Ver Metilparabeno.

12. Substâncias relacionadas

Polietilenoglicol; ésteres de sorbitano (ésteres de ácidos gordos de sorbitano).

E. Crosslinked Povidone

1. Nomes não-proprietários

- BP: Crosslinked Povidone
- PhEur: Carmellosum natricum conexum
- USPNF: Crosslinked Povidone

2. Sinónimos

- *Kollidon cl*
- *carboximetilcelulose de sódio reticulada*
- Explocel
- Pharmacel XL
- *Primellose;*
- Solutab*;*
- *Vivasol.*

3. Categoria funcional

Desintegração de comprimidos e cápsulas.

4. Aplicações em Formulação Farmacêutica ou Tecnologia

Crosslinked Povidone é utilizado em formulações farmacêuticas orais como desintegrante para cápsulas,[24] comprimidos, e grânulos. Em formulações de comprimidos, Crosslinked Povidone pode ser utilizado tanto em processos de compressão directa como de granulação por via húmida. Quando utilizada em granulações húmidas, a Povidona Crosslinked deve ser adicionada tanto na fase húmida como na seca do processo (intra e extragranular), para que a capacidade de pavimentação e inchaço do desintegrante seja melhor utilizada. [26,27] A Povidona reticulada em concentrações até 5% p/p pode ser utilizada como desintegrante em comprimidos, embora normalmente 2% p/p seja utilizada em comprimidos preparados por compressão directa e 3% p/p em comprimidos preparados por um processo de granulação húmida.

Usos da Crosslinked Povidone.

Utilização	Concentração (%)
Desintegrante em cápsulas	10–25
Desintegrante em comprimidos	0.5–5.0

5. Descrição

A Povidona reticulada ocorre como um pó branco ou branco-acinzentado inodoro.

6. Incompatibilidades

A eficácia dos desintegrantes, como a Povidona Crosslinked, pode ser ligeiramente reduzida em formulações de comprimidos preparados quer pelo processo de granulação húmida quer pelo processo de compressão directa que contêm excipientes higroscópicos como o sorbitol. A Povidona reticulada não é compatível com ácidos fortes ou com sais solúveis de ferro e alguns outros metais tais como alumínio, mercúrio, e zinco.

F. Estearato de Magnésio:-

1. Nomes não-proprietários:-

➢ BP: Estearato de Magnésio

➢ JP: Estearato de Magnésio

➢ PhEur: Magnesii stearas

➢ USPNF: Estearato de magnésio

2. Sinónimos:-

• Octadecanoato de magnésio

• ácido octadecanóico

• sal de magnésio

• ácido esteárico

3. Nome químico :-

Sal de magnésio ácido octadecanóico [557-04-0]

4. Fórmula Empírica e Peso Molecular:-

Fórmula Molecular : $C_{36}H_{70}MgO_4$

Peso Molecular : 591.34

A USP30NF 25 descreve o estearato de magnésio como um composto de magnésio com uma mistura de ácidos orgânicos sólidos que consiste principalmente em proporções variáveis de estearato de magnésio e palmitato de magnésio ($C_{32}H_{62}MgO_4$). O PhEur 2005 descreve o estearato de magnésio como uma mistura de sais de magnésio de diferentes ácidos gordos constituídos principalmente por ácido esteárico e ácido palmítico e, em proporções menores, por outros ácidos gordos.

5. Fórmula Estrutural:-

[CH3 (CH2)$_{16}$COO]$_2$ Mg

6. Categoria funcional:-

Lubrificante de comprimidos e de cápsulas.

7. Aplicações em Formulação Farmacêutica ou Tecnologia:-

O estearato de magnésio é amplamente utilizado em cosmética, alimentos e formulações farmacêuticas. É principalmente utilizado como lubrificante no fabrico de cápsulas e comprimidos em concentrações entre 0,25% e 5,0% p/p. É também utilizado em cremes de barreira.

8. Descrição

O estearato de magnésio é um pó muito fino, branco claro, precipitado ou moído, impalpável de baixa densidade aparente, com um ligeiro odor a ácido esteárico e um sabor característico.

9. Especificações farmacêuticas:

Perda na secagem: ≤6.0%

10. Propriedades típicas:-

- *Formas cristalinas:* Estearato de magnésio de alta pureza foi isolado como um trihidrato, um dihidrato, e um   anidrato.
- *Densidade (massa)*   : 0,159 g/cm3
- *Densidade (batida):* 0,286 g/cm3
- *Gama de derretimento:*
  - ➢ 117-150°C (amostras comerciais);
  - ➢ 126-130°C (estearato de magnésio de alta pureza).
- *Solubilidade:*

Praticamente insolúvel em etanol, etanol (95%), éter e água; ligeiramente solúvel em benzeno   quente e etanol quente (95%).

11. Estabilidade e condições de armazenamento

O estearato de magnésio é estável e deve ser armazenado num recipiente bem fechado, num local fresco e seco.

12. Incompatibilidades

Incompatível com ácidos fortes, álcalis e sais de ferro. Evitar a mistura com materiais oxidantes fortes. O estearato de magnésio não pode ser utilizado em produtos que contenham aspirina, algumas vitaminas e a maioria dos sais alcaloidais.

13. Aceitação regulamentar

GRAS listado. Aceito como aditivo alimentar nos EUA e no Reino Unido. Incluído na Base de Dados de Ingredientes Inactivos da FDA (cápsulas orais, pós e comprimidos; comprimidos bucais e vaginais; preparações tópicas; implantes e injecções intravitreais). Incluído em medicamentos não parentéricos licenciados no Reino Unido. Incluído na Lista Canadiana de Ingredientes Não-Medicinais Aceitáveis. Listado no inventário do TSCA dos EUA.

14. Substâncias relacionadas: Estearato de cálcio; silicato de magnésio e alumínio; ácido esteárico; estearato de zinco.

MATERIAIS E MÉTODO

A. Materiais utilizados:

Sr. Não.	Nome	Categoria	Fornecedores de Material
1.	Droga antiosteoporótica	Activo	SANMOUR PVT LTD.
2.	Lactose monohidrato	Diluente	BASF
3.	Anidrido de Lactose	Diluente	BASF
4.	CrosspovidoneXL 10	Desintegrante	BASF
5.	Polissorbato 80	Solubilizador	PANREAC
6.	PVP K 30	Fichário	Signet
7.	Estearato de magnésio	Lubrificante	Signet
8.	Água Purificada	Veículo	SANMOUR PVT LTD.

B. Reagentes utilizados:

Sr. Não	Reagentes	Fornecedores de Material
1.	Ortofosfato de Potássio Dihidrogeno-ortofosfato	Sanmour Pvt.Ltd.Mumbai.
2.	Hidróxido de Potássio	Sanmour Pvt.Ltd.Mumbai.
3.	Acetonitrilo (grau HPLC)	Sanmour PvtLtd.Mumbai.
4.	Ácido ortofosfórico(85%)	Sanmour Pvt.Ltd.Mumbai.
5.	Água de grau HPLC (Milli Q)	Sanmour Pvt.Ltd.Mumbai.

C. Equipamentos utilizados:

Sr. Não	Equipamento	Fabricante
1.	Granulador misturador rápido	Kevin
2.	Processador de leito fluidificado	GPCG 1.1
3.	Secador Rápido	Retsch
4.	Moinho múltiplo	Prometch engineers Pvt. Ltd
5.	Liquidificador de cone duplo	Pretime-D
6.	Máquina de Compressão de	Cadmach

	Comprimido	
7.	Testador de Desintegração	Electrolab (ED-2AL)
8.	Aparelho de Dissolução	Electrolab (TDT-08L)
9.	Analisador de Tamanho de Partículas	Analisador de tamanho de partícula Malvern
10.	LOD (Loss on drying) testador	Mettler Toledo (HB 43)
11.	Testador de dureza	Dr. Schleuniger (5Y)
12.	Testador de densidade	Electrolab (ETD-1020)
13.	Liquidificador	Hora Anterior - D
14.	Roche Friabilator USP	Electrolab (EF-1W)
15.	Compasso Vernier	Mitutoyo (digimatic absoluto)
16.	Aparelho de HPLC	Dionex (P-680), Waters (2695), Agilnet (1100)
17.	Espectrofotómetro UV-Visible	Jasco V 530 & Perkin Elmer (Lambda25)
18.	Aparelho de Karl Fischer	Mettler Toledo (DL 31)
19.	Balança de pesagem digital	Mettler Toledo (AB 204-S)

VI] ESTUDO DE PRÉ-FORMULAÇÃO

Os testes de pré-formulação foram uma investigação das propriedades físicas e químicas de uma substância farmacêutica isolada e quando combinada com excipientes. Foi o primeiro passo no desenvolvimento racional das formas de dosagem, envolvendo a aplicação dos princípios biofarmacêuticos aos parâmetros físico-químicos da substância farmacêutica, com o objectivo de conceber um sistema óptimo de administração de fármacos.

Antes de iniciar os programas formais de pré-formulação, o cientista de pré-formulação deve considerar os seguintes factores:-
- A quantidade de droga disponível.
- As propriedades físico-químicas da droga já conhecidas.
- Categoria terapêutica e dose prevista de composto.
- A natureza da informação, uma formulação deveria ter ou gostaria de ter.

Objectivo do estudo de pré-formulação :

Foram realizados estudos de pré-formulação de ingredientes farmacêuticos activos (API), ingredientes inactivos (Excipientes), e as suas combinações para servir os seguintes propósitos:
    i)   Finalizar especificações de ingredientes farmacêuticos activos (API)

ii) Estudar a compatibilidade entre ingrediente activo e inactivo

iii) Caracterização do produto de referência

Âmbito do estudo de Preformulação :

A utilização de parâmetros de pré-formulação maximiza as hipóteses de formular um produto aceitável, seguro, eficaz e estável.

Importância do Estudo de Pré-formulação sobre Substância Medicamentosa:

- Estabelecimento da identidade e propriedades físico-químicas de novas moléculas de fármacos.
- Estabelecer o seu perfil cinético de taxas.
- Estabelecer a sua compatibilidade com excipientes comuns.
- Estabelecer as suas características físicas.
- Finalmente, dar uma forma de dosagem inovadora, estável, segura, rentável e capaz de fornecer a substância para a utilização pretendida.

Classe: O estudo de pré-formulação pode dividir-se em duas subclasses

1. Caracterização de API,
2. Estudo de compatibilidade

1. Caracterização do ingrediente farmacêutico activo (API):

a. Avaliação organoléptica:

Estas são características preliminares de qualquer substância, o que é útil na identificação de material específico. Foram estudadas as seguintes propriedades físicas do API.

- Cor: pó amarelo pálido
- Gosto: Amargo
- Odor:

b. Solubilidade :

A solubilidade pode ser definida como a quantidade de uma substância que se dissolve num determinado volume de solvente a uma determinada temperatura. Mais especificamente, a solubilidade composta pode ser definida como solubilidade não tamponada, tamponada e intrínseca. Solubilidade sem tampão, geralmente em água, significa solubilidade de uma solução saturada do composto no pH final da solução (que pode estar longe do pH 7 devido a auto-combustão).

A solubilidade do medicamento é um parâmetro físico-químico importante porque afecta a biodisponibilidade do medicamento, a taxa de revenda do medicamento em meio de dissolução e, consequentemente, a eficiência terapêutica do produto farmacêutico. A solubilidade das moléculas em vários solventes é determinada como um primeiro passo. Esta informação é valiosa para o desenvolvimento de uma formulação. A solubilidade é normalmente determinada em variedade de solventes e alguns óleos normalmente utilizados, se as moléculas forem lipofílicas. A solubilidade do material é geralmente determinada pelo método de solubilidade de equilíbrio, que emprega uma solução saturada do material, obtida agitando um excesso de material no solvente durante um período prolongado até se alcançar o equilíbrio. Os solventes comuns utilizados para a determinação da solubilidade são :- Água,Polietilenoglicóis,Propilenoglicol,Glicerina,Sorbitol,Álcool etílico,Metanol,Álcool benzílico,Álcool isopropílico,Tweens,Polissorbatos Óleo de rícino,Óleo de amendoim,Óleo de sésamo,Tampão a vários pH

Solubilidade Intrínseca (Co) :-

A solubilidade intrínseca significa a solubilidade da forma neutra de um composto ionizável. Um aumento da solubilidade em ácido em relação à solubilidade aquosa sugere uma base fraca e um aumento do álcali, um ácido fraco. Um aumento na solubilidade ácida e alcalina sugere ou impotência ou comportamento de iões zuitter. Neste caso, haverá dois pKa's, um ácido e um básico . Quando se pode garantir a solubilidade obtida em ácido para um ácido fraco ou albali para uma base fraca, a solubilidade instênsica (Co.), ou seja, a solubilidade fundamental quando completamente unida, pode ser garantida. A solubilidade deve, idealmente, ser medida a duas temperaturas.

1) 4C para assegurar a estabilidade física e introduzir dados mais definitivos de armazenamento a curto prazo e unidade de estabilidade química. A densidade mínima da água ocorre a 4C. Isto leva a uma solubilidade aquosa mínima.

2) 37C para apoiar a avaliação biofarmacêutica

Perfil de solubilidade: O perfil de solubilidade foi determinado pela dissolução da quantidade adequada de API em 10ml de meio de dissolução (como especificado abaixo) sob uma temperatura constante a 25^0C. Os dados obtidos são dados abaixo :-

Sl.No.	Dissolução de meios	Solubilidade (gm/ml)
A	0,1N HCl	Nulo
B	0.01N HCl	Nulo
C	0,001N HCl	0.136
D	^{PH}4.5 Tampão de acetato	Nulo
E	^{PH}5.5 Tampão de acetato	Nulo
F	^{PH}6.8 Tampão Fosfato	Nulo
G	^{PH}7.5 Tampão Fosfato	Nulo
H	Água	0.007

I	0,1N HCl + 0,1% Polissorbato 80	0.083
J	0,01N HCl + 0,1% Polissorbato 80	0.107
K	0,001N HCl + 0,1% Polissorbato 80	0.252
L	^{PH} 4,5 Tampão de acetato+ 0,1% Polissorbato 80	0.151
M	^{PH} 5,5 Tampão de acetato+ 0,1% Polissorbato 80	0.063
N	^{PH} 6,8 Tampão fosfato + 0,1% Polissorbato 80	Nulo
O	^{PH} 7,5 Tampão Fosfato + 0,1% Polissorbato 80	0.001
P	Água+ 0,1% Polissorbato 80	0.322

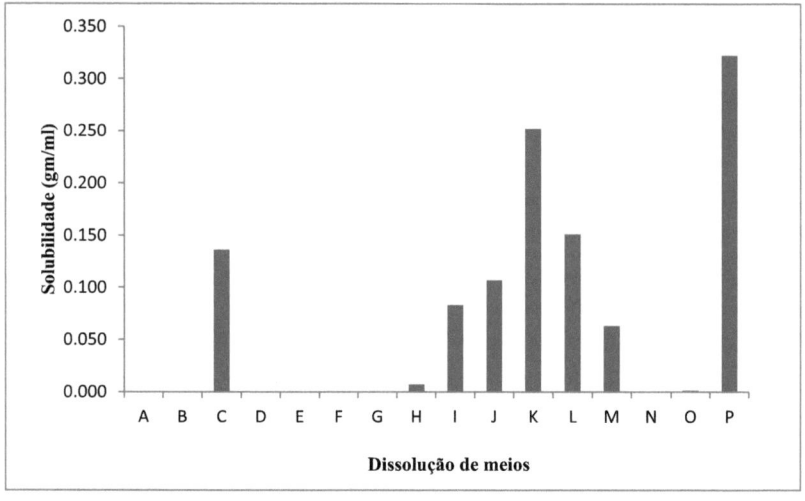

Densidade a granel:
A densidade aparente é frequentemente a densidade aparente do pó "tal como derramado" ou como enchido passivamente num recipiente de medição. A densidade batida é uma densidade limite atingida depois de "batida", geralmente num dispositivo que levanta e baixa um cilindro de medição volumétrico contendo o pó a uma distância fixa (USP BD/TD Apparatus).
Classe :
A densidade aparente é determinada por dois métodos prescritos, isto é, medindo o volume de uma massa conhecida de amostra de pó que foi passada:-
- **Método I** - através de um ecrã para um cilindro graduado
- **Método II** através de um aparelho de medição de volume para um copo

Método I-Medição num Cilindro Graduado
Procedimento-

Uma quantidade especificada de material suficiente para completar o teste é passada através de uma peneira de 1,00 mm (N.º 18) para quebrar os aglomerados que se possam ter formado durante o armazenamento Num cilindro seco de 250 ml introduz-se, sem compactação. Selecciona-se aproximadamente 100 g de amostra de ensaio (pesada com precisão de 0,1%) com um volume aparente não explorado de 150 a 250 ml. Cuidadosamente o pó é nivelado sem compactação,.Calcular a densidade aparente, em g por mL1, pela fórmula:

$$\text{Bulk density} = \frac{\text{Wt. of the sample (in gram)}}{\text{Volume occupied by the sample}}$$

Método II-Medição num Volumetro
Procedimento-

Este método implica o uso do Volumetro Scott que consiste num funil de topo equipado com um ecrã de 1,00 mm (n.º 18) ou a abertura do ecrã especificada na monografia individual. O funil é montado sobre uma caixa de deflectores contendo quatro placas deflectoras de vidro sobre as quais o pó desliza e salta à medida que passa. No fundo da caixa do deflector encontra-se um funil que recolhe o pó e permite deitá-lo num copo de capacidade especificada montado directamente abaixo dele. O copo pode ser cilíndrico (25,00 ± 0,05 mL de volume com um diâmetro interior de 30,00 ± 2,00 mm) ou quadrado (16,39 ± 0,05 mL de volume com dimensões interiores de 25,4 ± 0,076 mm).

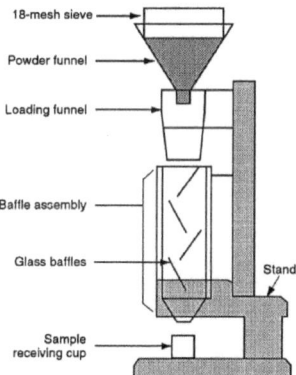

Fig. 1. Volumetro Scott.

Procedimento-

Permitir que um excesso de pó flua através do aparelho para o copo receptor da amostra até transbordar, utilizando um mínimo de 25 cm3 de pó com o copo quadrado e 35 cm3 de pó com o copo cilíndrico. Raspar cuidadosamente o excesso de pó do topo do copo movendo suavemente a borda da lâmina de uma espátula perpendicular e em contacto com a superfície superior do copo, tendo o cuidado de manter a espátula perpendicular para evitar a embalagem ou remoção do pó do copo. Remover qualquer material dos lados da taça, e determinar o peso do pó com a aproximação de 0,1%. Calcular a densidade do volume, em gm/mL, através da fórmula:

$$\text{Bulk density} = \frac{\text{Wt. of the sample (in gram)}}{\text{Volume occupied by the sample}}$$

A densidade a granel de **Raloxifene HCl** foi determinada vertendo suavemente gm de amostra de **Raloxifene HCl** depois de passar por #20 num funil de vidro em 50 ml de cilindro graduado. Os volumes ocupados pelas amostras foram registados. A densidade a granel foi calculada utilizando o Método 1, como acima mencionado.

DENSIDADE TAPPED

A densidade batida é conseguida através de uma batida mecânica num cilindro de medição que contém uma amostra em pó. Após observar o volume inicial, o cilindro é batido pela USP BD/TD Aparelhos e as leituras de volume são feitas até se observar uma pequena alteração de volume adicional. A roscagem mecânica é conseguida levantando o cilindro e permitindo-lhe deixar cair sob o seu próprio peso uma distância especificada por um dos dois métodos descritos abaixo. O aparelho roda o cilindro durante a roscagem pode ser preferido para minimizar qualquer possível separação da massa durante a roscagem.

Método I

Procedimento-

Uma quantidade especificada de material suficiente para completar o teste através de um filtro de 1,00 mm (n.º 18) para quebrar os aglomerados que possam ter-se formado durante a armazenagem. Num cilindro de vidro graduado seco de 250 ml com 220 ± 44 g e montado num suporte com 450 ± 10 g introduzir, sem compactação, aproximadamente 100 g de amostra de ensaio, *M,* pesada com precisão de 0,1%. Se não for possível utilizar 100 g, a quantidade da amostra de ensaio pode ser reduzida e o volume do cilindro pode ser modificado utilizando um cilindro graduado adequado de 100 ml (legível até 1 mL) pesando 130 ± 16 g e montado num suporte de 240 ± 12 g. As condições de ensaio modificadas são especificadas com os resultados. Nivelar cuidadosamente o pó sem compactar, se necessário, e ler o volume aparente não regulado, v_0, para a unidade graduada mais próxima.

Bater mecanicamente no cilindro que contém a amostra, levantando o cilindro e permitindo-lhe cair sob o seu próprio peso, utilizando um testador mecânico de densidade roscado adequado que fornece uma queda fixa de 14 ± 2 mm a uma taxa nominal de 300 gotas por minuto. Salvo indicação em contrário, bater inicialmente no cilindro 500 vezes e medir o volume batido, *Va,* até à unidade graduada mais próxima. Repetir a roscagem mais 750 vezes e medir o volume roscado, *Vb, até à* unidade graduada mais próxima. Se a diferença entre os dois volumes for inferior a 2%, *Vb* é o volume roscado final, *Vf* . Repetir em incrementos de 1250 torneiras, conforme necessário, até que a diferença entre as medições sucessivas seja inferior a 2%. Calcular a densidade batida, em g por mL, pela fórmula:

(*M*) / (*Vf*). Geralmente são desejáveis determinações replicadas para a determinação desta propriedade.

Método II

Procedimento-

Proceder como indicado no *Método I*, excepto que é utilizado um testador mecânico adequado de densidade roscada que fornece uma gota fixa de 3 mm (±10%) a uma taxa nominal de 250 gotas por minuto. A densidade roscada foi determinada utilizando o testador de densidade Electrolab, que consiste num cilindro graduado montado num dispositivo mecânico de roscagem. Com a ajuda de um funil, foi cuidadosamente adicionada ao cilindro uma amostra de pó pesada com precisão. Tipicamente, o volume inicial foi anotado, e a amostra é então batida (500, 750 ou 1250 batidas) até não se notar mais nenhuma redução no volume ou a percentagem de diferença não for superior a 2%.

Deve ser utilizado um número suficiente de torneiras para assegurar a reprodutibilidade do material em questão. O volume foi anotado e a densidade das torneiras é calculada utilizando a seguinte fórmula.

$$\text{Tapped density} = \frac{\text{Wt. of the sample (in gram)}}{\text{Tapped volume}}$$

Medidas de compressibilidade do pó: O *Índice de Compressibilidade* e a *Razão Hausner* são medidas da propensão de um pó a ser comprimido. Como tal, são medidas da importância relativa das interacções interparticulares. Num pó de fluxo livre, tais interacções são geralmente menos significativas, e as densidades a granel e roscadas serão mais próximas em valor. Para materiais de fluxo mais pobre, existem frequentemente maiores interacções interpartículas, e será observada uma maior diferença entre as densidades a granel e as densidades roscadas. Estas diferenças reflectem-se no *Índice de Compressibilidade* e na *Relação de Hausner*.

Índice de Compressibilidade - Calcular pela fórmula:

$$\text{Carr's index} = \frac{\text{Tapped desnity} - \text{Bulk density}}{\text{Tapped density}} \times 100$$

Hausner Ratio- Calcular pela fórmula:

$$\text{Hausner Ratio} = \frac{\text{Tapped Density}}{\text{Bulk Density}}$$

Relação da propriedade de fluxo com HR & CI

CompressibilidadeIndex (%)	Carácter de fluxo	Relação de Hauser
≤10	Excelente	1.00–1.11
11–15	Bom	1.12–1.18
16–20	Feira	1.19–1.25
21–25	Passável	1.26–1.34
26–31	Pobre	1.35–1.45

32–37	Muito pobre	1.46–1.59
>38	Muito, muito pobre	>1.60

➤ **Cálculo de BD, TD, CI, & HR de API:**

RLX-HCl API

    a. Peso inicial do API tomado   = 15,00gm

    b. Volume inicial de API tomado = 44 ml

    c. Volume após 500 torneira   = 32ml

    d. Volume após 750 torneira   =32ml

    e. Volume após 1200 torneira   = NA

PARÂMETRO	VALOR	UNIDADE
LOD	1.38	% c/p
BD	0.3409	Gm/ml
TD	0.4687	Gm/ml
CI	37.504	%
RH	1.375	----

d. Angle of Repose: (USP29-NF-24)

    O ângulo de repouso tem sido utilizado para caracterizar as propriedades de fluxo dos sólidos. O ângulo de repouso é uma característica relacionada com a fricção interparticulada ou resistência ao movimento entre partículas. Este é o ângulo máximo possível entre a superfície da pilha de pó ou grânulos e o plano horizontal.

$$Tan\theta= h / r$$

$$\theta = Tan^{-1} h / r$$

    Onde, θ= ângulo de repouso, h = altura, r = raio.

    Um funil foi fixado a uma altura de aproximadamente 2-4 cm sobre a plataforma. O pó solto foi passado lentamente ao longo da parede do funil, até que o cone do pó se formou. Determina-se o ângulo de repouso medindo a altura do cone de pó e o raio do monte de pó. θ= 58O

Propriedades de Fluxo e Ângulos Correspondentes de Repose

Propriedade de fluxo	Ângulo de Repose (graus)
Excelente	25–30
Bom	31–35
Justo - ajuda não necessária	36–40

Passível - pode desligar	41–45
Pobre - deve agitar, vibrar	46–55
Muito pobre	56–65
Muito, muito pobre	>66

e. Distribuição granulométrica:

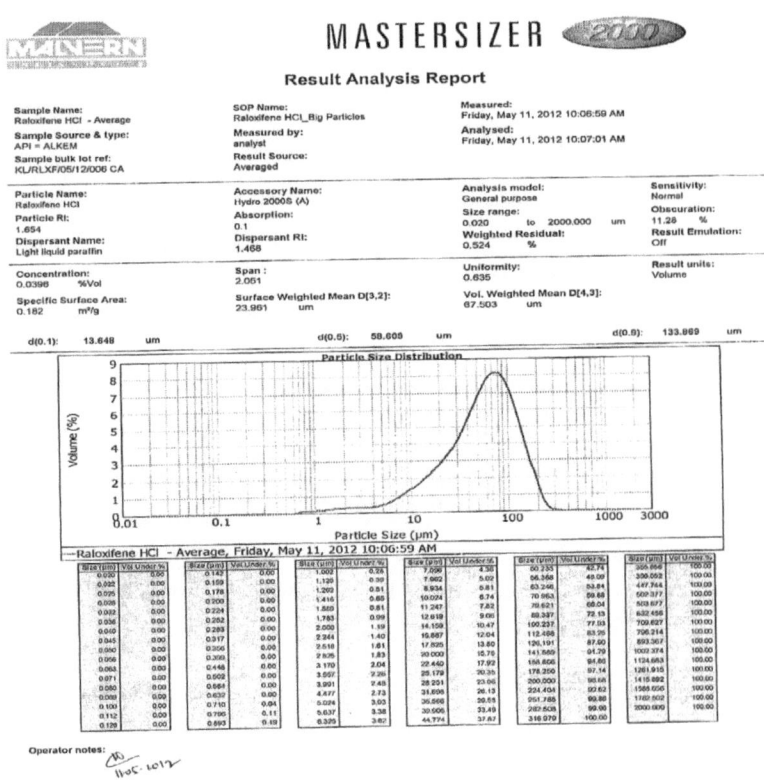

f. Estudo de Higroscopicidade:

Procedimento:

A) Preparação da solução:

A solução saturada para diferentes condições de RH foi preparada a ^{25ºC}, de acordo com a tabela seguinte.

Sr. nº.	Condição de RH	Solução saturada de
1	22,5%RH±0,3%RH	Acetato de Potássio

2.	43%RH±0,3%RH	Carbonato de potássio
3.	75.2%RH±0.1%RH	Cloreto de sódio
4.	97,3%RH±0,4%RH	Sulfato de potássio
5.	250C±20C/60% RH±5% RH	NA

Para fazer soluções saturadas dos sais acima referidos, foram utilizadas as seguintes concentrações. A quantidade de sal tomada deve ser ligeiramente superior à da solubilidade do sal.

A solubilidade dos sais é a seguinte.

1. Solubilidade do acetato de potássio: 1 gm dissolve-se em 0,5 ml de água. Para fazer 200 ml de solução serão necessários 400 gm de acetato de potássio.
2. Solubilidade do carbonato de potássio: 1 gm dissolve-se em 1ml de água. Para fazer 200 ml de solução serão necessários 200 gm de carbonato de potássio.
3. Solubilidade do cloreto de sódio: 1 gm dissolve-se em 2,8 ml de água. Para fazer 25 ml de solução 35,712 gm de cloreto de sódio será necessário.
4. Solubilidade do sulfato de potássio: 1 gm dissolve-se em 8,3 ml de água. Para fazer 25 ml de solução serão necessários 12,048 gm de sulfato de potássio.

B) Toda a solução foi colocada em dessecador individualmente e todos os dessecadores foram mantidos em 25°C e 60% RH (Câmara de Estabilidade).

C) A temperatura e humidade foram verificadas dentro do dessecador.

D) A droga e a mistura (15gm cada) foram tomadas individualmente e guardadas em frascos .

E) As ampolas foram cobertas com tecido de muslina e todas as ampolas foram mantidas em dessecador diferente e mantidas a 25°C e 60% HR (Câmara de Estabilidade).

F) As amostras foram retiradas de acordo com a tabela mencionada abaixo.

G) Foram realizados os seguintes testes iniciais, 1 semana e 2 semanas

    1) Perda na secagem

    2) Conteúdo de água

    3) Propriedades de fluxo (densidade a granel & densidade batida)

Condição	PERÍODOS (MESES/ SEMANAS)								
	API								
	Inicial			1Semana			2Semanas		
	LOD	BD	TD	LOD	BD	TD	LOD	BD	TD
22,5%RH±0,3%RH				0.95	0.325	0.517	1.16	0.321	0.528
43%RH±0,3%RH	0.74	0.335	0.552	0.57	0.331	0.471	0.55	0.328	0.493
75.2%RH±0.1%RH				0.55	0.311	0.476	0.55	0.341	0.478

97,3%RH±0,4%RH			0.54	0.329	0.484	0.57	0.343	0.494
250C±20C/60%RH±5%RH			0.76	0.338	0.517	0.76	0.306	0.490

g. Ponto de fusão: 2580C-2620C

h. Ensaio (Por HPLC)

A amostra fornecida de RLX-HCl foi considerada com 99,68% de pureza.

Estudo de Compatibilidade de Drogas:

A compatibilidade dos componentes da droga e da formulação é um pré-requisito importante antes da formulação. É portanto necessário confirmar que a droga não reage com os polímeros e excipientes em condições experimentais e afecta o prazo de validade do produto ou quaisquer outros efeitos indesejados na formulação.

➢ **Procedimento:**

A droga é misturada com excipientes em diferentes proporções. Estas misturas foram mantidas em frascos de vidro de 5ml de cor branca e devidamente embaladas com tampão LDP. Estes frascos são expostos a 1) temperatura ambiente 2) 2 - 8° C e 3) 40°c / 75%RH. Prepara-se 15gm de mistura que é enchida em 3 frascos. As observações para o aspecto físico são feitas a zero semanas, 2 semanas, e 4 semanas, as amostras foram retiradas para análise do parâmetro seguinte:

➢ **Resultados do estudo de Compatibilidade:**

Sr. Não	Nome do Excipiente	Rácio API: Expt	Observação Inicial	Observação final		Conclusão
				40°C/75% RH		
				2ª semana	4ª semana	
1	API	---	Amarelo Pálido	Amarelo Pálido	Amarelo Pálido	Compatível
2	Lactose monohidrato	---				
3	API + Lactose Mono-hidrato	1 : 3	Amarelo Pálido	Amarelo Pálido	Amarelo Pálido	Compatível
4	PVP-K-30	---				
5	API + PVP-K-30	1 : 3	Amarelo Pálido	Amarelo Pálido	Amarelo Pálido	Compatível
6	Crospovidona (XL10)	---				
7	API +Crospovidona (XL10)	1 : 3	Amarelo ligeiro	Amarelo ligeiro	Amarelo ligeiro	Compatível

62

➢ Estudos de interacção de excipientes de drogas pela DSC:

A interacção do excipiente da droga foi estudada pelo Calorímetro de varrimento diferencial na gama de temperaturas entre 264,04 ^{0}C a 274,41 ^{0C} a uma taxa de aquecimento de $^{100C/min}$. Os gráficos DSC de excipientes individuais foram comparados com o gráfico DSC de mistura de excipientes e fármacos utilizados na formulação.

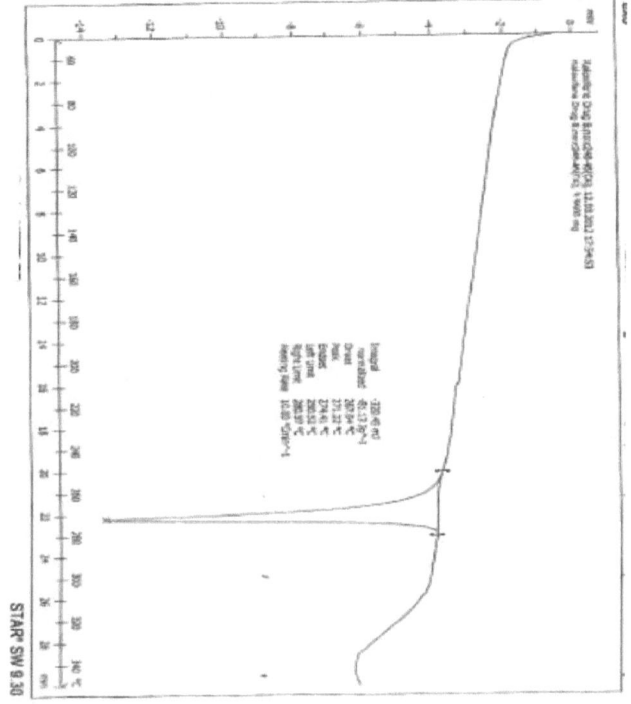

Figura 1: RLX API DRUG

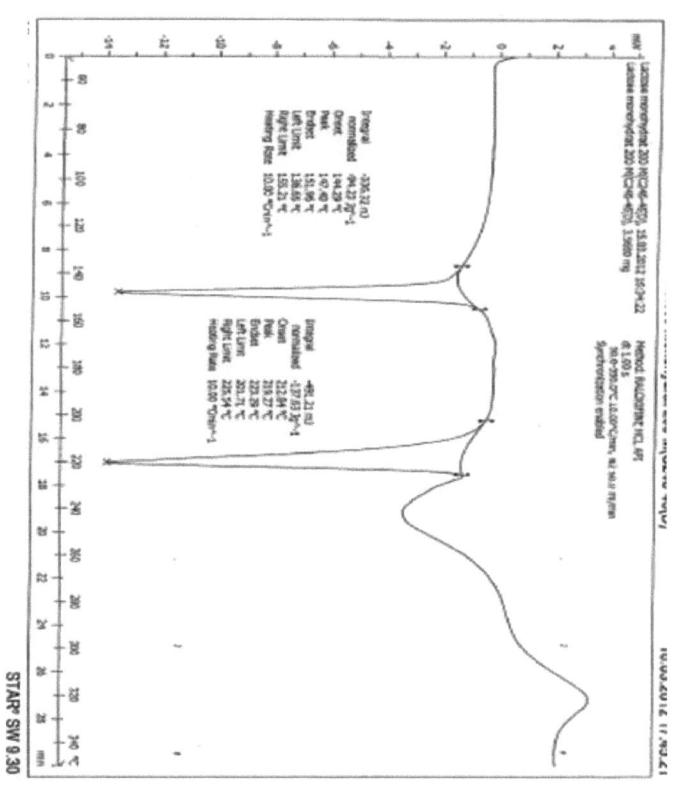

Figura 2: LACTOSE MONOHYDRATE

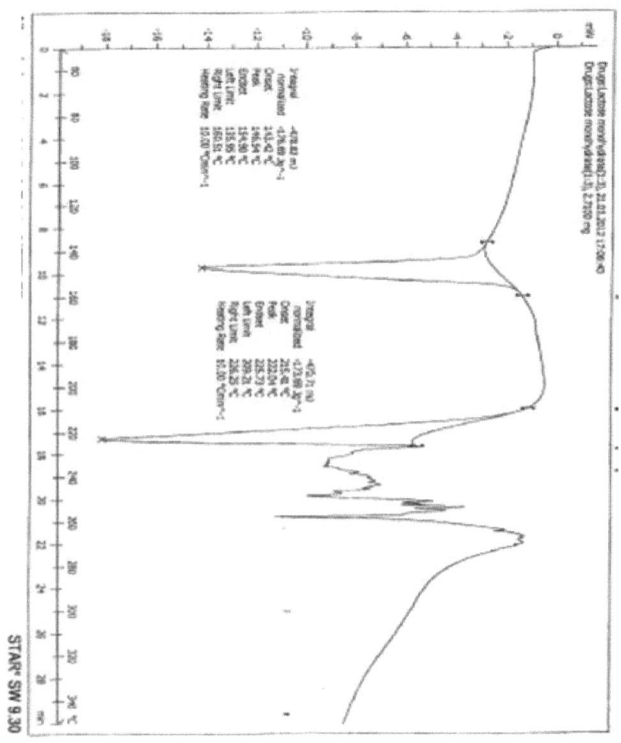

Figura 3: RLX DRUG: LACTOSE MONOHYDRATE:: 1:3

65

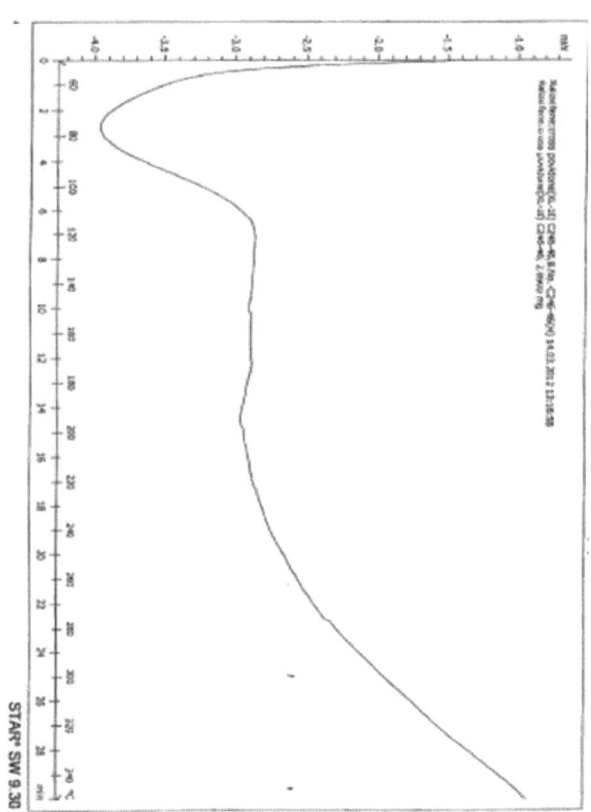

Figura 4 : CROSPOVIDONE

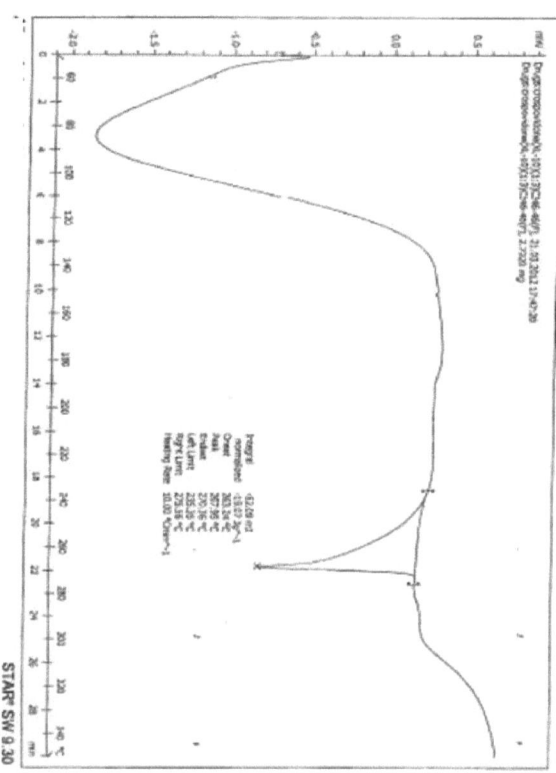

Figura 5: RLX DRUG:CROSPOVIDONE::1:3

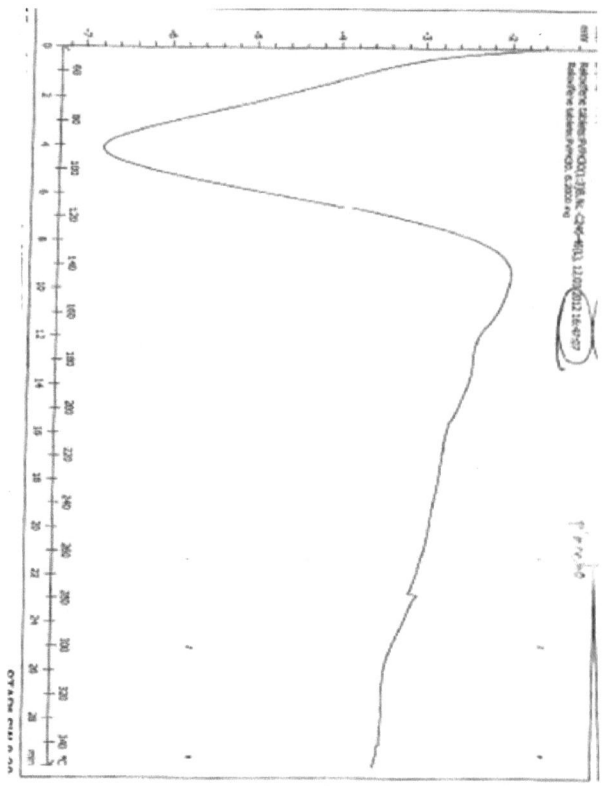

Figura 6: PVP-K-30

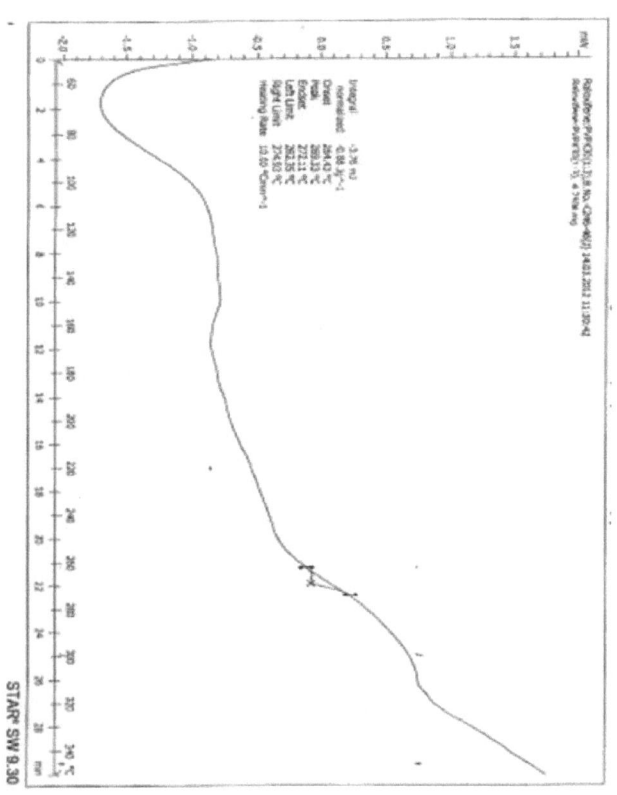

Figura 7: RLX DRUG: PVP-K-30::1:3

> **Excipientes seleccionados após estudo de pré-formulação**

Sr. Não	Nome dos Ingredientes	Categoria	Observações
1	RLX HCl	Activo	Compatível
2	Supertab 30GR	Diluente	Compatível
3	PVP-K-30	Fichário	Compatível
4	Lactose monohidrato	Diluente	Compatível
5	Crospovidona (XL-10)	Desintegrante	Compatível
6	Polissorbato 80	Solubilizador	Compatível

8	Mg Estearato	Lubrificante	Compatível

Conclusão :

Ao tomar a combinação de excipiente acima referida, a formulação pode ser desenvolvida com segurança, o que conduzirá a um produto seguro e estabilizado.

Trabalho experimental

Ensaio de Formulação	Prova 01	Julgamento 02	Julgament o 03	Prova 04	Julgament o 05
Método	Granulação húmida	Granulação húmida	Granulação húmida	Granulação húmida	Granulação húmida
Ingredientes em	mg	mg	mg	mg	mg
Intragranular					
RLX-HCl	61.01	61.01	61.01	61.01	61.01
Lactose monohidrato (Pharmatose 200M)	221.056	219.056	215.056	215.056	218.056
Ac- di-sol	10.0	8.0	12.0		
Crospovidone				12.0	12.0
HPMC(3cps)	6.0	10.0	-	-	-
HPMC(6cps)	-		10.0	10.0	-
PVP-K-30	-	-	-		5.0
Extragranular					
Água	q.s.	q.s.	q.s.	q.s.	q.s.
Estearato de Magnésio	2.4	2.4	2.4	2.4	2.4
Total	300.000 mg	300.000 mg	300.000 mg	300.000 mg	300.000 mg
3% de peso Construir					
Material de Revestimento	Gm	Gm	Gm	Gm	Gm
Inhouse	18.000	18.000	18.000	18.000	18.000
Água Purificada	182.000	182.000	182.000	182.000	182.000
Total	200.000 gm	200.000 gm	200.000 gm	200.000 gm	200.000 gm
Ensaio de Formulação	Prova 06	Julgamento 07	Prova 8	Prova 9	Prova 10

Método	Granulação húmida	Granulação húmida	Granulação húmida	Granulação húmida	Granulação húmida
Ingredientes em	**mg**	**mg**	**mg**	**mg**	**mg**
Intragranular					
RLX-HCl	61.01	61.01	61.01	61.01	61.01
Lactose monohidrato (Pharmatose 200M)	215.456	219.056	214.056	212.856	212.856
Crospovidone	12.0	12.0	6.0	6.0	6.0
PVP-K-30	9.6	6.00	6.0	6.0	6.5
Polissorbato 80	-	-	5	6.2	6.2
Extragranular					
Água	q.s.	q.s.	q.s.	q.s.	q.s.
Crospovidone	-	-	6.0	6.0	6.0
Estearato de Magnésio	2.4	2.4	2.4	2.4	2.4
Total	**300,00 mg**	**300,00 mg**	**300.000 mg**	**300.000 mg**	**300.000 mg**
3% de peso Construir					
Material de Revestimento	**Gm**	**Gm**	**Gm**	**Gm**	**Gm**
Inhouse	18.000	18.000	18.000	18.000	18.000
Água Purificada	182.000	182.000	182.000	182.000	182.000
Total	**200.000 gm**	**200.000 gm**	**200.000 gm**	**200.000 gm**	**200.000 gm**

Cálculo de Potência

API necessário por dose (a) = **Força x 100/ensaio x 100/100 conteúdo de água**

$$= \quad 60 \times 100 / 99.29 \times 100 / 100 - 1.19$$
$$= \quad 61,01 \text{ mg}$$

Processo de fabrico: Prova 1 e Prova 2

Granulação húmida:

A. Mistura a seco:

1) Calcular & Pesar API com base na sua potência e passar por #40.
2) Dispensar todos os outros ingredientes, excepto os agentes extragranulares, de acordo com
   fórmula e Shift through # 40.

71

3) O RLX-HCL deslocado foi misturado geometricamente com o passo 2.
4) A etapa 3 foi transferida para 2 litros. Granulador de Mistura Rápida e mistura durante 20 mins.

B. Granulação:
5) Dissolver o HPMC 3 cps em 60 gm de água.
6) Granular a mistura a seco com a solução aglutinante preparada na etapa 2.
7) Secar os grânulos húmidos numa secadora rápida a 60°C.
8) Passou os grânulos secos por #20.

C. Lubrificação:
9) Os agentes extragranulares foram peneirados através de #60 e misturados com os grânulos secos. Foi misturado num misturador de 2 ltrans durante 5min

D. Revestimento (solução 10% p/p):
10)   O material de revestimento (em casa) e a água foram pesados com precisão.
11)   O material de revestimento foi disperso em água sob agitação constante e mexido durante 45 minutos.
12)   A solução foi filtrada através de tecido de musselina.
13)   A solução estava pronta para revestir as pastilhas do núcleo.

E. Parâmetros de Revestimento:
1) Aparelhagem   : Revestimento de   I&D
2) Velocidade   do tabuleiro :   22-24 RPM
3) Velocidade   da bomba :   0-1 RPM
4) Temperatura   de entrada :   60° C
5) Pressão   de ar :   1Kg/cm²

Processo de fabrico: Prova 3 e Prova 4
Granulação húmida:
A. Mistura a seco:
1) Calcular & Pesar API com base na sua potência e peneirar através de #40.
2) Dispensar todos os outros ingredientes, excepto os agentes extragranulares, de acordo com
   fórmula e Sift through # 40.
3) O RLX-HCL peneirado foi misturado geometricamente com o passo 2.
4) A etapa 3 foi transferida para 2 litros. Granulador de Mistura Rápida e mistura durante 20 mins.

B. Granulação:

5) Dissolver o HPMC 6 cps em 60 gm de água.
6) Granular a mistura a seco com a solução aglutinante preparada na etapa 2.
7) Secar os grânulos húmidos numa secadora rápida a 60°C.
8) Passou os grânulos secos por #20.

C. Lubrificação:

9) Os agentes extragranulares foram peneirados através de #60 e misturados com os grânulos secos. Foi misturado num misturador de 2 ltrans durante 5min

D. Revestimento (solução 10% p/p):

10)   O material de revestimento (em casa) e a água foram pesados com precisão.
11)   O material de revestimento foi disperso em água sob agitação constante e mexido durante 45 minutos.
12)   A solução foi filtrada através de tecido de musselina.
13)   A solução estava pronta para revestir as pastilhas do núcleo.

E. Parâmetros de Revestimento:

1) Aparelhagem   : Revestimento de   I&D
2) Velocidade   do tabuleiro :   22-24 RPM
3) Velocidade   da bomba :   0-1 RPM
4) Temperatura   de entrada :   60° C
5) Pressão   de ar :   1Kg/cm²

Processo de fabrico: Prova 5 - Prova 10

Granulação húmida:

A. Mistura a seco:

1) Calcular & Pesar API com base na sua potência e peneirar através de #40.
2) Dispensar todos os outros ingredientes excepto agentes extragranulares de acordo com a fórmula e peneirar através do # 40.
3) O RLX-HCL peneirado foi misturado geometricamente com o passo 2.
4) A etapa 3 foi transferida para 2 litros. Granulador de Mistura Rápida e mistura durante 20 mins.

B. Granulação:

5) Dissolver PVPK30 em 60 gm de água.
6) Granular a mistura a seco com a solução aglutinante preparada na etapa 2.
7) Secar os grânulos húmidos numa secadora rápida a 60°C.
8) Passou os grânulos secos por #20.

C. Lubrificação:

9) Os agentes extragranulares foram peneirados através de #60 e misturados com os grânulos secos. Foi misturado num misturador de 2 ltrans durante 5min

D. Revestimento (solução 10% p/p):

10) O material de revestimento (em casa) e a água foram pesados com precisão.

11) O material de revestimento foi disperso em água sob agitação constante e mexido durante 45 minutos.

12) A solução foi filtrada através de tecido de musselina.

13) A solução estava pronta para revestir as pastilhas do núcleo.

E. Parâmetros de Revestimento:

    1) Aparelhagem   : Revestimento de   I&D

    2) Velocidade   do tabuleiro :   22-24 RPM

    3) Velocidade   da bomba :   0-1 RPM

    4) Temperatura   de entrada : $60°$ C

    5) Pressão   de ar : $1Kg/cm^2$

A. AVALIAÇÃO DO COMPRIMIDO:

I. Parâmetros de pré-compressão:

- Perda na secagem. (Mistura seca e mistura final)
- Análise de densidade.
- Índice de Compressibilidade e a relação de Hausner.
- Análise granulométrica.
- Ângulo de repouso.

Estes parâmetros são determinados utilizando o mesmo procedimento que o descrito anteriormente no estudo de pré-formulação.

II. Parâmetros pós-compressão:

1) Forma das pastilhas:

Os comprimidos colhidos aleatoriamente de cada formulação foram examinados para determinar a forma dos comprimidos.

2) Teste de variação de peso:

    Vinte comprimidos foram pesados e o peso médio foi calculado. O peso individual foi comparado com o peso médio. Os comprimidos passaram o teste se não mais de dois comprimidos estiverem fora do limite percentual e se nenhum comprimido diferir mais de duas vezes do limite percentual. O seguinte desvio percentual na variação de peso é permitido de acordo com a USP:

Peso Médio do Comprimido	Variação do peso em percentagem
130mg ou menos	10 %

Mais de 130mg e menos de 324mg	7.5 %
324mg ou mais	5 %

Em toda a formulação o peso dos comprimidos é inferior a 324 mg, daí a diferença   máxima de 5 % permitida.

3) Uniformidade de espessura:

Dez comprimidos foram colhidos de formulações aleatórias e a espessura foi medida individualmente utilizando "Vernier-caliper (Mitutoyo, Japão)". É expresso em milímetros e a média foi calculada.

4) Teste de dureza:

A dureza indica a capacidade de uma pastilha para resistir a choques mecânicos durante o manuseamento. A dureza dos comprimidos foi determinada utilizando o "Dr. Schleuniger Hardness Tester". É expressa em Newton (N). Dez comprimidos foram escolhidos aleatoriamente e a dureza dos mesmos comprimidos foi determinada a partir de cada formulação. O valor médio também foi calculado.

5) Teste de Friabilidade:

A friabilidade dos comprimidos foi determinada utilizando o "Roche Friabilator". É expresso em Percentagem (%). Dez pastilhas foram inicialmente pesadas (W inicial) e transferidas para o Friabilator. O Friabilator foi operado a 25 rpm durante 4 minutos. Os comprimidos foram novamente pesados (W final). A % de friabilidade foi calculada por,

%

$$\% \quad Friabilidade = (Wt.\ inicial - Wt.\ final\ /\ Wt.\ inicial)\ x\ 100$$

A friabilidade dos comprimidos inferior a 1% é considerada aceitável.

6) Tempo de desintegração: (Lachman 3ª edição, 326)

É determinado utilizando um dispositivo USP que consiste em 6 tubos de vidro de 3 polegadas de comprimento, abertos numa extremidade e segurados contra uma tela de 10 mesh na extremidade inferior da montagem do bastidor de cestos.

Para testar o tempo de desintegração, um comprimido é colocado em cada tubo e o arco do cesto é posicionado num copo de 900 ml de água a 370C ± 20C. Um dispositivo motorizado padrão é utilizado para mover o conjunto do cesto para cima e para baixo.

Para estar em conformidade com a norma USP, todas as pastilhas devem desintegrar-se e todas as partículas devem passar através das 10 malhas no tempo especificado

7) Teste de Dissolução In-vitro:

Estudo de dissolução de comprimidos realizado em aparelho de ensaio de dissolução USP II (Paddle) (Electrolab TDT O8L) usando 900ml de HCL 0,1 N como meio de dissolução. A pastilha foi carregada num cesto de cada aparelho de dissolução; a temperatura do meio de dissolução foi mantida a 37 °C±0,^{50C} com velocidade de agitação de 50 rpm durante todo o estudo. Alíquotas de meios de dissolução contendo 10 ml de amostras foram retiradas no intervalo de tempo de 5, 10, 15, 30, 45 & 60 minutos e 10 ml de meios de dissolução frescos mantidos à mesma temperatura foram substituídos após cada retirada. As amostras foram analisadas espectrofotometricamente a 240 nm, utilizando HCL 0,1N como branco. Os dados brutos de dissolução foram analisados para calcular a quantidade de fármaco libertado e a percentagem de fármaco acumulado libertado em diferentes intervalos de tempo.

- **Parâmetros de Dissolução:**

Parâmetros de Dissolução:

Nome da droga	Formulário de dosagem	Aparelhos USP	Velocidade (RPM)	Médio	Volume (ml)	Tempos de Amostragem Recomendados (Acta)
RLX-HCL	Tablet	II(Remar)	50	0.1N HCL	900	10,20,30,45& 60

RLX-HCL contém NLT 98,0% e NMT 102,0% da quantidade rotulada de C28H27NO4S calculada com base no anidro.

- **Identificação**

A. Absorção de infravermelhos

B. O tempo de retenção do pico maior da solução de Amostra corresponde ao da solução   Padrão, tal como obtido no Ensaio.

- **Ensaio**

➢ Procedimento
  - Fase móvel: Acetonitrilo e água (3:7)
  - Solução padrão: 0,6 µg/mL de USP RLX-HCL RS em fase móvel
  - Solução de amostra: 0,6 µg/mL de RLX-HCL em fase móvel

➢ Sistema cromatográfico
  - Modo: LC
  - Detector: UV 280 nm
  - Coluna: C8 básico sem pares 150mm X 4,6mm, 5µ
  - Taxa de fluxo: 1,5 mL/min

- Tamanho da injecção: 10 µL[NOTA-Monitor para 3 vezes o tempo de retenção do RLX-HCL].
➢ Adequação do sistema
  - Amostra: Solução padrão
  - Requisitos de aptidão
  - Factor de adaptação: NMT 2.0
  - Desvio padrão relativo: NMT 1,0%
➢ Análise

Amostras: Solução padrão e Solução de amostra

Calcular a percentagem de $C_{28}H_{27}NO_4S$ na porção de RLX-HCL tomada:

Resultado = (rU/rS) × (CS/CU) × 100

- rU= pico de resposta da solução de amostra
- rS= pico de resposta da solução Padrão
- CS= concentração de USP RLX-HCL RS na solução padrão (mg/mL)
- CU= concentração de RLX-HCL na solução de amostra (mg/mL)

Critérios de aceitação: 98,0%-102,0% sobre a base anidra IMPUREZIDADES

  ✓ Impurezas Inorgânicas
    - Resíduo de Ignição : NMT 0,1%, um 1,5-g de amostra utilizada
    - Metais Pesados : NMT 20 ppm
    - Impurezas Orgânicas

➢ **Procedimento**
- Fase móvel: Proceder como indicado no Ensaio.
- Solução de adequação do sistema: 500 µg/mL de USP RLX-HCL RS e 0,5 µg/mL de USP RLX-HCL Composto Relacionado A RS em fase móvel
- Solução padrão: 0,5 µg/mL de USP RLX-HCL RS em fase móvel
- Solução de amostra: 500 µg/mL de RLX-HCL em fase móvel
- Sistema cromatográfico

Proceder como indicado no Ensaio, e utilizar um volume de injecção de 100 µL. [NOTA-Monitor por 11 vezes o tempo de retenção do RLX-HCL].

➢ Adequação do sistema
- Amostras: Solução de adequação do sistema e solução padrão
- Requisitos de aptidão
- Factor de adaptação: NMT 2.0, solução padrão
- Resolução: NLT 1.5 entre RLX-HCL e o composto A relacionado com RLX-HCL, solução de adequação do sistema
- Desvio padrão relativo: NMT 2,0%, solução padrão
➢ Análise

- Amostras: Solução padrão e Solução de amostra.

Calcular a percentagem de cada impureza na porção de RLX-HCL tomada:

Resultado = (rU/rS) × (CS/CU) × (1/F) × 100

- rU= pico de resposta da impureza a partir da solução de amostra
- rS= pico de resposta do RLX-HCL a partir da solução Standard
- CS= concentração de USP RLX-HCL RS na solução padrão (µg/mL)
- CU= concentração de RLX-HCL na solução de amostra (µg/mL)
- F= factor de resposta relativa em relação ao RLX-HCL

Critérios de aceitação

Total de impurezas: NMT 1.0%

➢ ANTECEDENTES

RLX-HCL Tablets. Uma vez que não existe monografia USP para este produto farmacêutico, está a ser proposta uma nova monografia. Os procedimentos cromatográficos líquidos nos testes de Ensaio e Impurezas Orgânicas foram validados com uma marca Waters Symmetry da coluna L1, na qual o RLX-HCL se elui a cerca de 6 min.

Os comprimidos RLX-HCL contêm NLT 90,0% e NMT 110,0% da quantidade rotulada de RLX-HCL ($C_{28}H_{27}NO_4S$).

TESTES DE DESEMPENHO

➢ DISSOLUÇÃO

- Meio: 0,1% Poli sorbato 80 + água ; 900 mL
- Aparelho 2: 50 rpm
- Tempo: 60 min
- Solução padrão: 0,05 mg/mL de USP RLX-HCL RS em Meio
- Solução de amostra: Passar uma porção da solução em teste através de um filtro adequado de 0,45-µm.
- Detector: UV 254 nm
- Em branco: Médio
- Célula: 0,5 cm

➢ Análise

Amostras: Solução padrão e Solução de amostra

Calcular a percentagem de RLX-HCL tomada:

Resultado = (AU/AS) × (CS × V/L) × 100

- AU= absorção da solução da amostra
- AS= absorção da solução padrão
- CS= concentração de USP RLX-HCL RS na solução padrão (mg/mL)
- V= volume de Média, 900 mL
- L= reclamação do rótulo (mg/Tablet)

Tolerâncias: NLT 80% (Q) da quantidade rotulada de (C28H27NO4S) é dissolvida.

➤ REQUISITOS ADICIONAIS

- EMBALAGEM E ARMAZENAMENTO: Conservar em recipientes bem fechados, resistentes à luz e armazenar a temperatura ambiente controlada.

Cálculo do factor Dissimilaridade (f1) e Semelhança (f2):

- Factor de dissemelhança (f1):

Foi calculado na comparação com produto de referência ou inovador para conhecer a disparidade.

O factor de dissemelhança (f1) deve ser sempre inferior a 10 (f1<10).

$$f1 = \frac{\sum Rt - Tt}{\sum Rt} \times 100$$

- Factor de similaridade (f2):

O factor de semelhança (f2) foi definido como a "transformação quadrática recíproca logarítmica da raiz quadrada de um mais a diferença média quadrática em percentagem dissolvida entre o teste e os produtos de referência". Isto foi calculado para comparar o teste com os perfis de libertação de referência.

O factor de semelhança (f2) deve ser sempre superior a 50 (f2>50).

O método é mais adequado para comparar perfis de dissolução quando estão disponíveis mais de três ou quatro pontos de tempo de dissolução e só pode ser aplicado se a diferença média entre Rt e Tt for inferior a 100. Se esta diferença for superior a 100, é necessária a normalização dos dados.

$$f2 = 50 \times \log 10 \times \sqrt{\frac{1}{1 + 1/n \times \sum (Rt - Tt)^2}}$$

Onde, n= números de pontos de amostragem

➤ *Estudo da exposição:*

Foi feito um estudo de exposição para encontrar as vias de degradação da formulação de medicamentos, expondo a formulação a condições de stress como 80°C de temperatura durante 2 dias & em Autoclave durante 15 min. a 121°C depois destes testes a formulação foi comparada com a formulação Innovator que também foi mantida nas mesmas condições. Se alguma diferença mensurável verificada, então essa formulação, foi rejeitada de outra forma seleccionada.

➢ Estudo de Estabilidade:

O estudo de estabilidade foi feito expondo a formulação a diferentes condições, incluindo condições de stress de temperatura e pressão. Geralmente o estudo de estabilidade foi feito a 40°C/75%RH (durante 1,2,3,6 meses), 30°C/75%RH (durante 1,2,3,6,9,12,24 meses), 2-8°C (1,2,3,6,9,12,24 meses). Após a conclusão desse estudo foi verificada a formulação dos seus parâmetros físicos e químicos, se todos os parâmetros estavam presentes dentro do limite de especificação, então essa formulação foi seleccionada.

➢ O pior estudo de caso:

O pior estudo de caso foi feito para optimizar o processo final de formulação, alterando diferentes variáveis de processamento que parecem ser críticas. Na nossa formulação, tempo de mistura a seco, tempo de granulação, força de compressão foi seleccionada como passos críticos.

• Desafio da mistura a seco:

Para este estudo, tomámos 3 lotes de grandes dimensões, ou seja, 5000 comprimidos. Cada um foi sujeito a mistura a seco em Granulador de Mistura Rápida à velocidade de rotor 150 RPM durante 5min, 10min e 15min, respectivamente. Depois de misturadas, retiraram-se amostras de material de mistura seca em 10 posições diferentes & testou-se a uniformidade do conteúdo destas amostras. que mostra menos variação de peso por ordem ascendente de tempo de mistura foi seleccionada. O estado ambiental deveria ser o mesmo para todos os 3 lotes durante o estudo.

• Desafio de Granulação:

Para este estudo, tomamos 3 lotes de grandes dimensões, ou seja, 5000 comprimidos. Cada um foi sujeito a granulação em Granulador de Mistura Rápida com rotor à velocidade 150 RPM durante 10min, 7min & 3min. respectivamente & com picador à velocidade 2500 RPM durante 3 min, 7min, 11min respectivamente. Após a granulação, todos os seus micromeríticos, em processo, bem como o teste de dissolução foram feitos para os três lotes. que mostra boas propriedades de fluxo, estabilidade física & melhor perfil de libertação de drogas foi seleccionado. As condições ambientais deveriam ser as mesmas para todos os 3 lotes durante o estudo estava em curso.

• Desafio da Força de Compressão:

Neste estudo, o mesmo foi sujeito a diferentes forças de compressão à mesma velocidade de máquina e às mesmas condições ambientais. Tomar lotes de comprimidos com dureza 90-100N, 100-110N & 110-115N. Todos os parâmetros em processo & perfil de dissolução foram verificados. Isto mostra que foi seleccionado um bom perfil de dissolução.

Parâmetros de avaliação de todas as formulações
Quadro 39: Parâmetros de avaliação do TRIAL (01-05)

Sr. Não.	Parâmetros		Observações				
			T-01	T-02	T-03	T-04	T-05
1	L.O.D.(% p./p) a 60oC		1.54	1.32	1.68	1.47	1.86
2	Densidade a granel(gm/ml)		0.508	0.502	0.519	0.615	0.539
3	Densidade batida(gm/ml)		0.703	0.706	0.711	0.761	0.718
4	Índice de compressibilidade (%)		27.69	27.85	28.31	30.08	29.58
5	Relação de Hausner		1.383	1.406	1.369	1.237	1.332
6	Análise granulométrica (%)	20#	0	0	0	0	0
		40#	25.00	23.95	26.85	21.08	24. 58
		60#	16.18	18.94	23.62	20.09	29.96
		80#	4.96	5.23	6.29	6.98	7.25
		100#	5.30	9.36	8.69	8.09	9.35
		Receptor	48.54	42.52	34.55	43.76	53.44
7	Mesa principal	Variação de peso(mg)	1.5-5	3-5	4-8	3-5	3-5
		Dureza(N)	50-58	70-80	90-100	90-100	70-80
		Espessura(mm)	4.21-4.24	4.22-4.25	4.23-4.30	4.21-4.29	4.25-4.31
		Friabilidade (%)	0.52	0.23	0.002	0.0056	0.563
8	Comprimido revestido	Variação de peso(mg)	3-5	4-8	3-5	4-8	5-8
		Dureza(N)	55-65	75-85	90-100	90-100	75-85
		Espessura(mm)	4.29-4.31	4.28-4.33	4.26-4.32	4.30-4.35	4.28-4.30

Tabela 40: Parâmetros de avaliação do TRIAL (06-10)

Sr. Não.	Parâmetros	Observações				
		T-06	T-07	T-08	T-09	T-10
1	L.O.D.(% p./p) a 60oC	1.58	1.29	1.59	1.03	1.16
2	Densidade a granel (gm/ml)	0.497	0.519	0.553	0.579	0.549

3	Densidade batida (gm/ml)		0.703	0.721	0.759	0.801	0.783
4	Índice de compressibilidade (%)		27.85	28.93	30.10	31.09	29.28
5	Relação de Hausner		1.414	1.389	1.372	1.383	1.426
6	Análise granulométrica (%)	20#	0	0	0	0	0
		40#	15.39	16.66	17.85	28.20	27.36
		60#	21.86	15.95	19.23	21.23	19.85
		80#	8.06	5.09	8.09	6.25	6.92
		100#	15.29	16.58	18.58	13.89	19.35
		Receptor	39.4	45.70	36.25	30.43	26.52
7	Mesa principal	Variação de peso (mg)	3-5	5-8	4-8	5-8	3-5
		Dureza (N)	50-58	70-80	90-100	90-100	70-80
		Espessura (mm)	4.21-4.24	4.22-4.25	4.23-4.30	4.21-4.29	4.25-4.31
		Friabilidade (%)	0.52	0.23	0.002	0.0056	0.563
8	Comprimido revestido	Variação de peso (mg)	5-8	4-8	3-5	4-8	5-8
		Dureza (N)	55-65	75-85	90-100	90-100	75-85
		Espessura (mm)	4.29-4.31	4.28-4.33	4.26-4.32	4.30-4.35	4.28-4.30

Tempo de desintegração:

Prova 1 (min)	Prova 2 (min)	Prova 3 (min)	Prova 4 (min)	Prova 5 (min)	Prova 6 (min)	Prova 7 (min)	Prova 8 (min)	Prova 9 (min)	Prova 10 (min)
5.00	5.20	9.22	9.00	7.42	8.10	7.40	7.20	7.02	7.22

PERFIL DE DISSOLUÇÃO:
BATCH 1 :

Raloxifene Tablet 60mg
Condições de Dissolução:
Meio : água +0,1% polissorbato 80
Volume :
Agitação:50 rpm   900ml   Aparelho :Pá
Perfil do produto de referência :   Inovador
Tem	% Drogas libertadas

po (min)	Unidade-1	Unidade-2	Unidade-3	Unidade-4	Unidade-5	Unidade-6	Média	RSD
0	0	0	0	0	0	0	**0.00**	0.00
5	25.6	23.5	37.7	35.1	30.9	35.2	**31.33**	18.28
10	61.8	70.9	85.9	76.9	76.4	77.6	**74.92**	10.71
15	92.3	97.9	101.3	94.4	91.6	94.7	**95.37**	3.83
30	97.9	103.2	105	97.1	104.6	98.3	**101.02**	3.59
45	98.9	103.4	106	99.8	106	99.6	**102.28**	3.20
60	96.1	105.5	107.2	101.5	101.7	99	**101.83**	4.01

Perfil do produto de teste : **Lote nº:Ensaio 1**

Tempo(min)	% Drogas libertadas						Média	RSD
	Unidade-1	Unidade-2	Unidade-3	Unidade-4	Unidade-5	Unidade-6		
0	0	0	0	0	0	0	**0.00**	0.00
5	65.7	57.2	58.9	64.1	54.7	62.2	**60.47**	7.02
10	83.9	85	81.3	82.3	82.5	83.4	**83.07**	1.58
15	86.7	85.9	85.4	85.7	85.4	85.8	**85.82**	0.56
30	89.5	91	89.4	90.3	89	89.2	**89.73**	0.85
45	89.2	91.	89.4	88.4	89.5	90.6	**89.68**	1.07
60	89.8	92.3	91.2	89.1	90.1	88.5	**90.17**	1.54

Tempo em min	Referência (Rt)	Teste (Tt)	Rt - Tt	$(Rt - Tt)^2$
0	0	0	0	0

					valor	
5	31.33	60.47	29.1	846.81000	f1	9.23
					valor	40.54
10	74.92	83.07	8.1	65.61000	f2	
15	95.37	85.82	9.6	92.16000		
30	101.02	89.73	11.3	127.69000		
45	102.28	89.68	12.6	158.76000		
60	101.83	90.17	11.7	136.89000		
Soma	506.8	498.9	46.8	1427.92000		
N.º de intervalos	6					

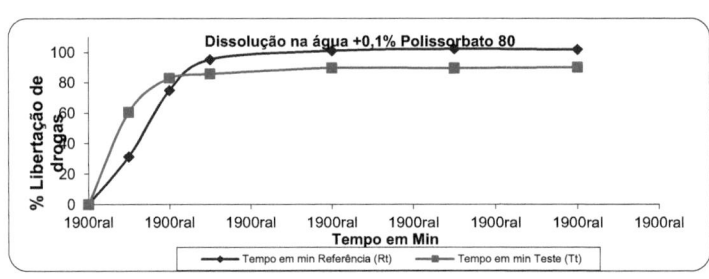

BATCH 2 :

Raloxifene Tablet 60mg							
Condições de Dissolução:							
Meio : água +0,1% polissorbato 80							
Agitação:50 rpm Volume : 900ml Aparelho :Pá							
Perfil do produto de referência :			Inovador				
Tempo(min)	% Drogas libertadas							
	Unidade-1	**Unidade-2**	**Unidade-3**	**Unidade-4**	**Unidade-5**	**Unidade-6**	**Média**	**RSD**
0	0	0	0	0	0	0	0	0.00
5	25.6	23.5	37.7	35.1	30.9	35.2	31.4	18.24
10	61.8	70.9	85.9	76.9	76.4	77.6	74.9	10.72
15	92.3	97.9	101.3	94.4	91.6	94.7	95.4	3.83
30	97.9	103.2	105	97.1	104.6	98.3	101	3.59
45	98.9	103.4	106	99.8	106	99.6	102.3	3.20
60	96.1	105.5	107.2	101.5	101.7	99	101.8	4.01

Perfil do produto de teste :   Lote nº:Ensaio 2

Tempo(min)	% Drogas libertadas							
	Unidade-1	**Unidade-2**	**Unidade-3**	**Unidade-4**	**Unidade-5**	**Unidade-6**	**Média**	**RSD**
0	0	0.0	0.0	0.0	0.0	0.0	0.00	0.00
5	45.8	46.7	48.5	50.7	44.4	50.0	47.68	5.14
10	58.9	60.0	62.3	65.1	57.2	64.3	61.31	5.14
15	69.1	70.4	73.1	76.4	67.1	75.5	71.93	5.14
30	87.8	89.5	92.9	97.1	85.2	95.9	91.4	5.1

						0	4
						97.5	**5.1**
45	93.7	95.5	99.1	103.6	90.9	102.4	**4**	**4**
						88.3	**5.1**
60	84.9	86.5	89.8	93.9	82.4	92.8	**8**	**4**

Tempo em min	Referên cia (Rt)	Teste (Tt)	Rt - Tt	(Rt - Tt)²
0	0	0	0	0
5	31.40	47.68	16.3	265.690 00
10	74.90	61.31	13.6	184.960 00
15	95.40	71.93	23.5	552.250 00
30	101.00	91.40	9.6	92.1600 0
45	102.30	97.54	4.8	23.0400 0
60	101.80	88.38	13.4	179.560 00
Soma	506.8	458.2	53.4	1297.66 000
N.º de intervalos	6			

valor f1	10.54
valor f2	41.57

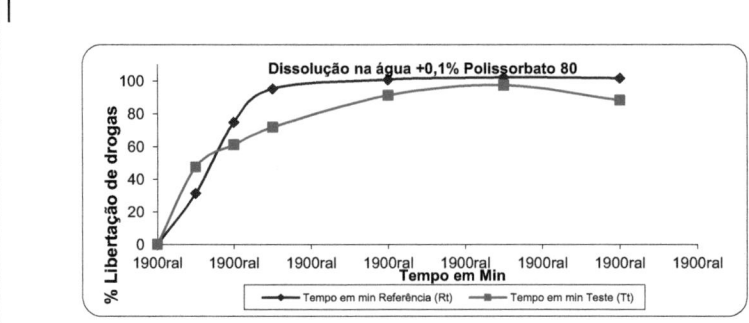

Dissolução na água +0,1% Polissorbato 80

BATCH 3:

Raloxifene Tablet 60mg								
Condições de Dissolução:								
Meio : água +0,1% polissorbato 80								
Agitação:50 rpm Volume : 900ml Aparelho :Pá								
Perfil do produto de referência								
: Inovador								
Tempo(min)	% Drogas libertadas							
	Unidade -1	Unidade-2	Unidade-3	Unidade-4	Unidade-5	Unidade-6	Média	RSD
0	0	0	0	0	0	0	0	0.00
5	25.6	23.5	37.7	35.1	30.9	35.2	31.4	18.24
10	61.8	70.9	85.9	76.9	76.4	77.6	74.9	10.72
15	92.3	97.9	101.3	94.4	91.6	94.7	95.4	3.83
30	97.9	103.2	105	97.1	104.6	98.3	101	3.59
45	98.9	103.4	106	99.8	106	99.6	102.3	3.20
60	96.1	105.5	107.2	101.5	101.7	99	101.8	4.01

Perfil do produto de teste :   Lote nº:Ensaio 3

Tempo(min)	% Drogas libertadas							
	Unidade -1	Unidade-2	Unidade-3	Unidade-4	Unidade-5	Unidade-6	Média	RSD
0	0	0	0	0	0	0	**0.00**	0.00
5	19.8	20.2	20.9	21.9	19.2	21.6	**20.61**	5.14
10	32.5	33.1	34.4	35.9	31.5	35.5	**33.83**	5.14
15	38.9	39.6	41.2	43.0	37.8	42.5	**40.49**	5.14
30	43.6	44.4	46.1	48.2	42.3	47.6	**45.39**	5.14
45	52.8	53.8	55.9	58.4	51.2	57.7	**54.96**	5.14
60	59.2	60.3	62.6	65.5	57.5	64.7	**61.63**	5.14

Tempo em min	Referência (Rt)	Teste (Tt)	Rt - Tt	$(Rt - Tt)^2$			
0	0	0	0	0			
5	31.40	20.61	10.8	116.64000		valor f1	21.07
10	74.90	33.83	41.1	1689.21000		valor f2	17.68
15	95.40	40.49	54.9	3014.01000			
30	101.00	45.39	55.6	3091.36000			
45	102.30	54.96	47.3	2237.29000			

				1616.0400
60	101.80	61.63	40.2	0
Soma	506.8	256.9	106.8	11764.550 00
N.º de intervalos	6			

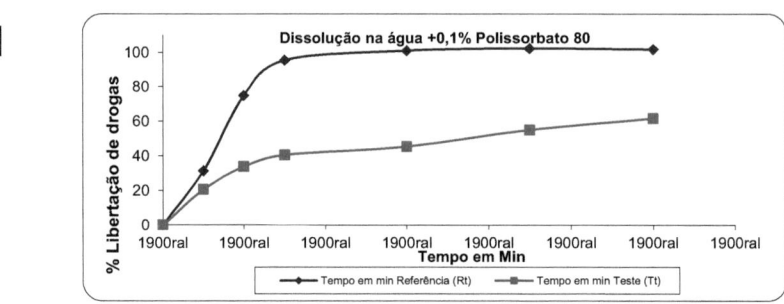

BATCH 4 :

Raloxifene Tablet 60mg							
Condições de Dissolução: Meio : água +0,1% polissorbato 80 Agitação:50 rpm Volume : 900ml Aparelho :Pá **Perfil do produto de** **referência :** Inovador							

Tempo(min)	% Drogas libertadas						Méd ia	RS D
	Unidad e-1	Unida de-2	Unida de-3	Unidad e-4	Unida de-5	Unida de-6		
0	0	0	0	0	0	0	0	0.0 0
5	25.6	23.5	37.7	35.1	30.9	35.2	31.4	18. 24
10	61.8	70.9	85.9	76.9	76.4	77.6	74.9	10. 72
15	92.3	97.9	101.3	94.4	91.6	94.7	95.4	3.8 3
30	97.9	103.2	105	97.1	104.6	98.3	101	3.5 9
45	98.9	103.4	106	99.8	106	99.6	102. 3	3.2 0
60	96.1	105.5	107.2	101.5	101.7	99	101. 8	4.0 1

Perfil do produto
de teste :   **Lote nº:Ensaio 4**

Tempo(min)	% Drogas libertadas						Méd ia	RS D
	Unidad e-1	Unida de-2	Unida de-3	Unidad e-4	Unida de-5	Unida de-6		
0	0	0	0	0	0	0	0.00	0.0 0
5	20.1	20.5	21.3	22.2	19.5	22.0	20.9 2	5.1 4
10	49.6	50.5	52.5	54.9	48.1	54.2	51.6 3	5.1 4
15	72.8	74.2	77.0	80.5	70.7	79.5	75.7 8	5.1 4
30	83.5	85.1	88.3	92.4	81.0	91.2	86.9	5.1

							2	4
45	91.2	92.9	96.5	100.9	88.5	99.6	94.94	5.14
60	89.5	91.2	94.7	99.0	86.9	97.8	93.17	5.14

Tempo em min	Referência (Rt)	Teste (Tt)	Rt - Tt	$(Rt - Tt)^2$
0	0	0	0	0
5	31.40	20.92	10.5	110.25000
10	74.90	51.63	23.3	542.89000
15	95.40	75.78	19.6	384.16000
30	101.00	86.92	14.1	198.81000
45	102.30	94.94	7.4	54.76000
60	101.80	93.17	8.6	73.96000
Soma	506.8	423.4	53.4	1364.83000
N.º de intervalos	6			

valor f1	10.54
valor f2	41.03

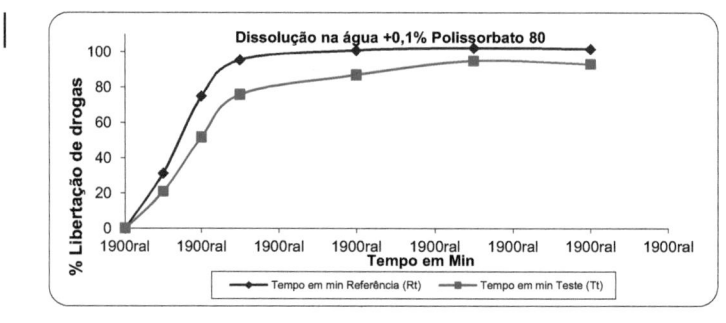

Dissolução na água +0,1% Polissorbato 80

BATCH 5 :

Raloxifene Tablet 60mg								
Condições de Dissolução:								
Meio : água +0,1% polissorbato 80								
Agitação:50 rpm Volume : 900ml Aparelho :Pá								
Perfil do produto de								
referência : Inovador								
Tempo(min)	**% Drogas libertadas**							
	Unidad e-1	**Unida de-2**	**Unida de-3**	**Unidad e-4**	**Unida de-5**	**Unida de-6**	**Méd ia**	**RS D**
0	0	0	0	0	0	0	0	0.0 0
5	25.6	23.5	37.7	35.1	30.9	35.2	31.4	18. 24
10	61.8	70.9	85.9	76.9	76.4	77.6	74.9	10. 72
15	92.3	97.9	101.3	94.4	91.6	94.7	95.4	3.8 3
30	97.9	103.2	105	97.1	104.6	98.3	101	3.5 9
45	98.9	103.4	106	99.8	106	99.6	102. 3	3.2 0
60	96.1	105.5	107.2	101.5	101.7	99	101. 8	4.0 1

Perfil do produto
de teste :   **Lote nº:Ensaio 5**

Tempo(min)	**% Drogas libertadas**							
	Unidad e-1	**Unida de-2**	**Unida de-3**	**Unidad e-4**	**Unida de-5**	**Unida de-6**	**Méd ia**	**RS D**
0	0	0	0	0	0	0	**0.00**	0.0 0
5	50.8	51.8	53.7	56.2	49.3	55.5	**52.8 8**	5.1 4
10	64.5	65.7	68.2	71.3	62.6	70.5	**67.1 4**	5.1 4
15	79.3	80.8	83.9	87.7	77.0	86.6	**82.5 5**	5.1 4
30	89.2	90.9	94.4	98.7	86.6	97.5	**92.8**	5.1

							6	4
45	75.3	76.7	79.7	83.3	73.1	82.3	**78.3 9**	5.1 4
60	59.2	60.3	62.6	65.5	57.5	64.7	**61.6 3**	5.1 4

Tempo em min	Referên cia (Rt)	Teste (Tt)	Rt - Tt	(Rt - Tt)^2
0	0	0	0	0
5	31.40	52.88	21.5	462.250 00
10	74.90	67.14	7.8	60.8400 0
15	95.40	82.55	12.8	163.840 00
30	101.00	92.86	8.1	65.6100 0
45	102.30	78.39	23.9	571.210 00
60	101.80	61.63	40.2	1616.04 000
Soma	506.8	435.5	42.1	2939.79 000
N.º de intervalos	6			

valor f1	8.31
valor f2	32.7 2

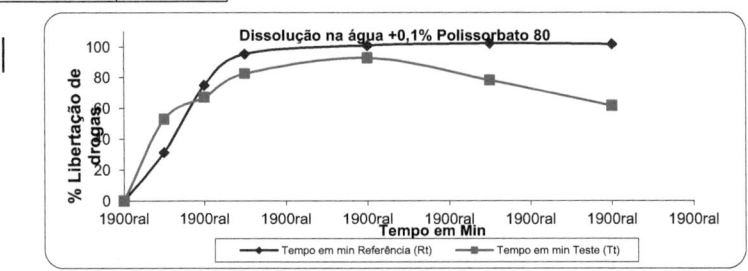

Dissolução na água +0,1% Polissorbato 80

BATCH 6 :

Raloxifene Tablet 60 mg								
Condições de Dissolução:								
Meio : água +0,1%								
polissorbato 80		Aparelhos : Pá						
		Volume :						
Agitação:50 rpm		1000ml						
Perfil do produto de								
referência :			Inovador					
Tempo (min)	% Drogas libertadas							
	Unidade-1	Unida de-2	Unida de-3	Unidad e-4	Unida de-5	Unida de-6	Mé dia	RS D
0	0	0	0	0	0	0	0	0.0 0
5	25.6	23.5	37.7	35.1	30.9	35.2	31. 4	18. 24
10	61.8	70.9	85.9	76.9	76.4	77.6	74. 9	10. 72
15	92.3	97.9	101.3	94.4	91.6	94.7	95. 4	3.8 3
30	97.9	103.2	105	97.1	104.6	98.3	101	3.5 9
45	98.9	103.4	106	99.8	106	99.6	102 .3	3.2 0
60	96.1	105.5	107.2	101.5	101.7	99	101 .8	4.0 1
Perfil do produto de								
teste :			Lote nº:Ensaio 6					
Tempo(mi n)	% Drogas libertadas							
	Unidade-1	Unida de-2	Unida de-3	Unidad e-4	Unida de-5	Unida de-6	Mé dia	RS D
0	0	0	0	0	0	0	0.0 0	0.0 0
5	52.3	58.9	49.1	55.6	88.5	52.4	59. 47	24. 57
10	50.6	56.8	50.9	59.9	97.5	56.5	62. 03	28. 61
15	52.8	61.1	56.6	64.8	99.1	64.7	66.	25.

							52	01
30	59.4	67.1	65.7	72.1	100.3	70.4	72.50	19.74
45	65	67.3	70.9	71.9	98.4	73.5	74.50	16.26
60	61.3	69.5	68.2	73.4	102.1	73.5	74.67	18.97

Tempo em min	Referência (Rt)	Teste (Tt)	Rt - Tt	$(Rt - Tt)^2$		
0	0	0				
5	31.40	59.47	28.1	789.61000	valor f1	13.79
10	74.90	62.03	12.9	166.41000	valor f2	29.09
15	95.40	66.52	28.9	835.21000		
30	101.00	72.50	28.5	812.25000		
45	102.30	74.50	27.8	772.84000		
60	101.80	74.67	27.1	734.41000		
Soma	506.8	409.7	69.9	4110.73000		
N.º de intervalos	6					

Dissolução na água +0,1% Polissorbato 80

% Libertação de drogas — Tempo em Min

Tempo em min Referência (Rt) — Tempo em min Teste (Tt)

BATCH 7:

Raloxifene Tablet 60mg								
Condições de Dissolução:								
Meio : água +0,1% polissorbato 80								
Agitação:50 rpm Volume : 900ml Aparelho :Pá								
Perfil do produto de								
referência :			Inovador					
Tempo(min)	**% Drogas libertadas**							
	Unidade-1	**Unidade-2**	**Unidade-3**	**Unidade-4**	**Unidade-5**	**Unidade-6**	**Média**	**RSD**
0	0	0	0	0	0	0	0	0.00
5	25.6	23.5	37.7	35.1	30.9	35.2	31.4	18.24
10	61.8	70.9	85.9	76.9	76.4	77.6	74.9	10.72
15	92.3	97.9	101.3	94.4	91.6	94.7	95.4	3.83
30	97.9	103.2	105	97.1	104.6	98.3	101	3.59
45	98.9	103.4	106	99.8	106	99.6	102.3	3.20
60	96.1	105.5	107.2	101.5	101.7	99	101.8	4.01
Perfil do produto								
de teste :			Lote nº:Ensaio 7					
Tempo(min)	**% Drogas libertadas**							
	Unidade-1	**Unidade-2**	**Unidade-3**	**Unidade-4**	**Unidade-5**	**Unidade-6**	**Média**	**RSD**
0	0	0	0	0	0	0	**0.00**	0.00
5	31.6	32.2	33.4	34.9	30.7	34.5	**32.90**	5.14
10	49.3	50.2	52.2	54.5	47.8	53.9	**51.32**	5.14
15	75.2	76.6	79.6	83.2	73.0	82.2	**78.28**	5.14
30	78.3	79.8	82.8	86.6	76.0	85.5	**81.5**	5.1

							1	4
45	79.5	81.0	84.1	87.9	77.2	86.9	**82.7 6**	5.1 4
60	76.8	78.3	81.3	84.9	74.5	83.9	**79.9 5**	5.1 4

Tempo em min	Referência (Rt)	Teste (Tt)	Rt - Tt	$(Rt - Tt)^2$
0	0	0	0	0
5	31.40	32.90	1.5	2.25000
10	74.90	51.32	23.6	556.96000
15	95.40	78.28	17.1	292.41000
30	101.00	81.51	19.5	380.25000
45	102.30	82.76	19.5	380.25000
60	101.80	79.95	21.9	479.61000
Soma	506.8	406.7	42.2	2091.73000
N.º de intervalos	6			

valor f1	8.33
valor f2	36.41

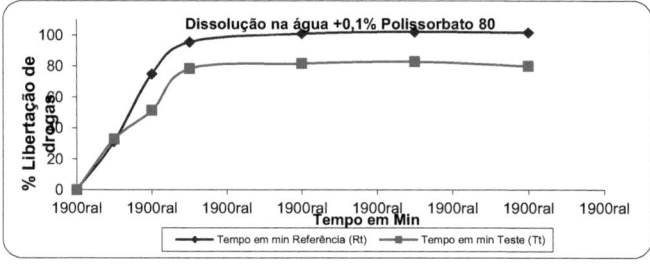

BATCH 8:

Raloxifene Tablet 60mg							
Condições de Dissolução:							
Meio : água +0,1% polissorbato 80							
Agitação:50 rpm Volume : 900ml Aparelho :Pá							
Perfil do produto de referência : Inovador							

Tempo(min)	% Drogas libertadas						Méd ia	RS D
	Unidad e-1	Unida de-2	Unida de-3	Unidad e-4	Unida de-5	Unida de-6		
0	0	0	0	0	0	0	0	0.0 0
5	25.6	23.5	37.7	35.1	30.9	35.2	31.4	18. 24
10	61.8	70.9	85.9	76.9	76.4	77.6	74.9	10. 72
15	92.3	97.9	101.3	94.4	91.6	94.7	95.4	3.8 3
30	97.9	103.2	105	97.1	104.6	98.3	101	3.5 9
45	98.9	103.4	106	99.8	106	99.6	102. 3	3.2 0
60	96.1	105.5	107.2	101.5	101.7	99	101. 8	4.0 1

Perfil do produto de teste :   Lote nº:Ensaio 8

Tempo(min)	% Drogas libertadas						Méd ia	RS D
	Unidad e-1	Unida de-2	Unida de-3	Unidad e-4	Unida de-5	Unida de-6		
0	0	0	0	0	0	0	0.00	0.0 0
5	20.1	20.5	21.3	22.2	19.5	22.0	20.9 2	5.1 4
10	49.6	50.5	52.5	54.9	48.1	54.2	51.6 3	5.1 4
15	72.8	74.2	77.0	80.5	70.7	79.5	75.7 8	5.1 4
30	83.5	85.1	88.3	92.4	81.0	91.2	86.9	5.1

97

						2	4
45	91.2	92.9	96.5	100.9	88.5	99.6	**94.9** 5.1 **4** 4
60	89.5	91.2	94.7	99.0	86.9	97.8	**93.1** 5.1 **7** 4

Tempo em min	Referência (Rt)	Teste (Tt)	Rt - Tt	(Rt - Tt)²
0	0	0	0	0
5	31.40	20.92	10.5	110.250 00
10	74.90	51.63	23.3	542.890 00
15	95.40	75.78	19.6	384.160 00
30	101.00	86.92	14.1	198.810 00
45	102.30	94.94	7.4	54.7600 0
60	101.80	93.17	8.6	73.9600 0
Soma	506.8	423.4	53.4	1364.83 000
N.º de intervalos	6			

valor f1	10.54
valor f2	41.03

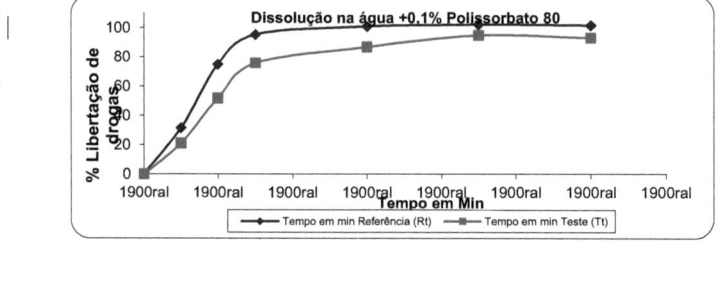

Dissolução na água +0,1% Polissorbato 80

% Libertação de drogas — Tempo em Min
— Tempo em min Referência (Rt) — Tempo em min Teste (Tt)

BATCH 9 :

Raloxifene Tablet 60mg							
Condições de Dissolução:							
Meio : água +0,1% polissorbato 80							
Agitação:50 rpm Volume : 900ml Aparelho :Pá							
Perfil do produto de							
referência :			Inovador				

Tempo(min)	% Drogas libertadas							
	Unidad e-1	Unida de-2	Unida de-3	Unidad e-4	Unida de-5	Unida de-6	Méd ia	RS D
0	0	0	0	0	0	0	0	0.0 0
5	25.6	23.5	37.7	35.1	30.9	35.2	31.4	18. 24
10	61.8	70.9	85.9	76.9	76.4	77.6	74.9	10. 72
15	92.3	97.9	101.3	94.4	91.6	94.7	95.4	3.8 3
30	97.9	103.2	105	97.1	104.6	98.3	101	3.5 9
45	98.9	103.4	106	99.8	106	99.6	102. 3	3.2 0
60	96.1	105.5	107.2	101.5	101.7	99	101. 8	4.0 1

Perfil do produto
de teste : Lote nº:Ensaio 9

Tempo(min)	% Drogas libertadas							
	Unidad e-1	Unida de-2	Unida de-3	Unidad e-4	Unida de-5	Unida de-6	Méd ia	RS D
0	0	0	0	0	0	0	0.00	0.0 0
5	22.3	22.7	23.6	24.7	21.6	24.4	23.2 1	5.1 4
10	54.5	55.5	57.7	60.3	52.9	59.5	56.7 3	5.1 4
15	85.6	87.2	90.6	94.7	83.1	93.5	89.1 1	5.1 4
30	89.3	91.0	94.5	98.8	86.7	97.6	92.9	5.1

							6	4
45	91.2	92.9	96.5	100.9	88.5	99.6	**94.94**	5.14
60	86.8	88.4	91.8	96.0	84.2	94.8	**90.36**	5.14

Tempo em min	Referência (Rt)	Teste (Tt)	Rt - Tt	(Rt - Tt)²
0	0	0	0	0
5	31.40	23.21	8.2	67.24000
10	74.90	56.73	18.2	331.24000
15	95.40	89.11	6.3	39.69000
30	101.00	92.96	8.0	64.00000
45	102.30	94.94	7.4	54.76000
60	101.80	90.36	11.4	129.96000
Soma	506.8	447.3	32.7	686.89000
N.º de intervalos	6			

valor f1	6.45
valor f2	48.44

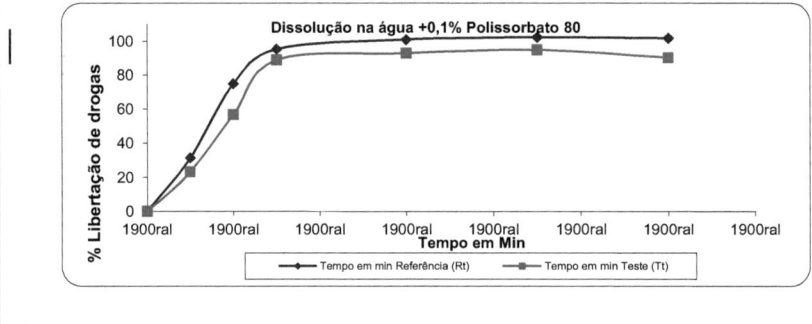

Dissolução na água +0,1% Polissorbato 80

BATCH 10 :

Raloxifene Tablet 60mg								
Condições de Dissolução:								
Meio : água +0,1% polissorbato 80								
Agitação:50 rpm Volume : 900ml Aparelho :Pá								
Perfil do produto de referência :			Inovador					
Tempo(min)	**% Drogas libertadas**							
	Unidade-1	**Unidade-2**	**Unidade-3**	**Unidade-4**	**Unidade-5**	**Unidade-6**	**Média**	**RSD**
0	0	0	0	0	0	0	0	0.00
5	25.6	23.5	37.7	35.1	30.9	35.2	31.4	18.24
10	61.8	70.9	85.9	76.9	76.4	77.6	74.9	10.72
15	92.3	97.9	101.3	94.4	91.6	94.7	95.4	3.83
30	97.9	103.2	105	97.1	104.6	98.3	101	3.59
45	98.9	103.4	106	99.8	106	99.6	102.3	3.20
60	96.1	105.5	107.2	101.5	101.7	99	101.8	4.01
Perfil do produto de teste :			Lote nº:Ensaio 10					
Tempo(min)	**% Drogas libertadas**							
	Unidade-1	**Unidade-2**	**Unidade-3**	**Unidade-4**	**Unidade-5**	**Unidade-6**	**Média**	**RSD**
0	0	0	0	0	0	0	0.00	0.00
5	22.7	23.1	24.0	25.1	22.0	24.8	23.63	5.14
10	54.9	55.9	58.1	60.7	53.3	60.0	57.15	5.14
15	84.5	86.1	89.4	93.5	82.0	92.3	87.96	5.14
30	89.6	91.3	94.8	99.1	87.0	97.9	93.2	5.1

						7	4
45	93.5	95.3	98.9	103.4	90.7	102.1	**97.33**	5.14
60	86.3	87.9	91.3	95.4	83.8	94.3	**89.84**	5.14

Tempo em min	Referên cia (Rt)	Teste (Tt)	Rt - Tt	$(Rt - Tt)^2$
0	0	0	0	0
5	31.40	23.63	7.8	60.840 00
10	74.90	57.15	17.7	313.29 000
15	95.40	87.96	7.4	54.760 00
30	101.00	93.27	7.7	59.290 00
45	102.30	97.33	5.0	25.000 00
60	101.80	89.84	12.0	144.00 000
Soma	506.8	449.2	32.9	657.18 000
N.º de intervalos	6			

valor f1	6.49
valor f2	48.9 1

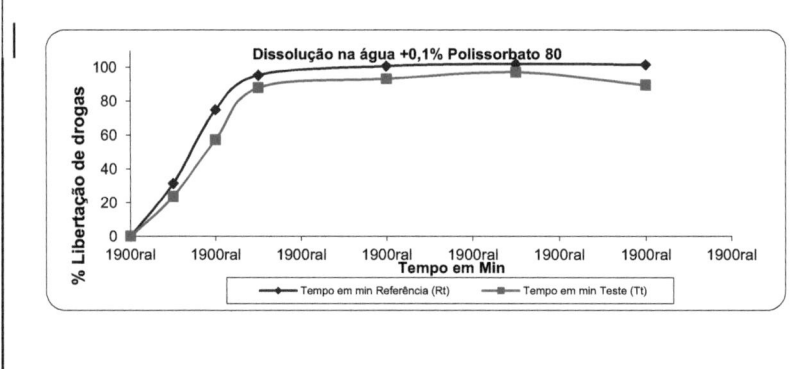

Análise estatística
Análise de dados por software especializado de concepção
O desenho do [23] Fatorial foi aplicado para estudar os efeitos de variáveis de formulação como a quantidade de Crosspovidona, PVPK30 e polissorbato 80 nos factores de resposta como o tempo de desintegração e dissolução (% libertação).
Optimização utilizando [23] desenhos factoriais...
Variáveis independentes...
1) Quantidade de Crosspovidone,
2) Quantidade de PVPK30
3) Quantidade de polisorbato 80
Variável dependente...
1) Tempo de desintegração
2) % Libertação
Resumo da concepção estatística

Factor	Nome	Unidades	Tipo	Valores reais		Valores codificados	
				Baixo	Alto	Baixo	Alto
A	Crosspovidone	mg	Numérica	10	12	-1	+1
B	PVPK30	mg	Numérica	6	8	-1	+1
C	Polissorbato 80	mg	Numérica	5.2	6.2	-1	+1

Ordem de execução e resposta

Executar nº.	Crosspovidona (mg)	PVPK30 (mg)	Polissorbato 80 (mg)	Tempo de desintegração (min)s.	Dissolução % Libertação
1	12	8	5	6.52	93.76
2	12	8	6	6.39	97.89
3	10	6	6	7.33	91.45
4	12	6	5	6.56	93.81
5	10	8	5	7.24	97.21
6	12	6	6	6.45	98.85
7	10	6	5	7.21	92.32
8	10	8	6	7.28	96.27

Ensaio de	F1	F2	F3	F4	F5	F6	F7	F8

Formulação								
Ingredientes em	mg	mg	mg	mg	mg	mg	mg	mg
Intragranular								
RLX-HCl	61.01	61.01	61.01	61.-01	61.01	61.01	61.01	61.01
Lactose monohidrato	212.056	211.056	215.056	214.056	214.056	213.056	213.021	212.056
Crospovidone	6.0	6.0	10	12	6.0	7.5	10	10
PVP-K-30	8	8.00	6.0	6.0	8	6	6	8
Polissorbato 80	5	6	6.0	5	5	6	5	6
Extragranular								
Água	q.s.	q.s.	q.s.	q.s.	q.s.	q.s.	q.s.	q.s
Crospovidone	6.0	6.0	-	-	4.0	4.5	-	-
Estearato de Magnésio	2.4	2.4	2.4	2.4	2.4	2.4	2.4	2.4
Total	300,00 mg	300,00 mg	300.000 mg	300.000 mg	300.000 mg	300.000 mg	300.000 mg	300.000 mg
3% de peso Construir								
Material de Revestimento	gm	gm	gm	gm	gm	gm	gm	gm
Inhouse	18.000	18.000	18.000	18.000	18.000	18.000	18.000	18.000
Água Purificada	182.000	182.000	182.000	182.000	182.000	182.000	182.000	182.000
Total	200.000 gm	200.000 gm	200.000 gm	200.000 gm	200.000 gm	200.000 gm	200.000 gm	200.000 gm

Método de preparação:
(Prova: F1, F2, F3, F4, F5, F7 e F8)
<u>Granulação húmida</u>:
A. Mistura a seco:
1) Calcular & Pesar API com base na sua potência e peneirar através de #40.
2) Dispensar todos os outros ingredientes excepto estearato de magnésio, de acordo com
   fórmula e Sift through # 40.

3) O RLX-HCL peneirado foi misturado geometricamente com o passo 2.
4) A etapa 3 foi transferida para 2 litros. Granulador de Mistura Rápida e mistura durante 20 mins.

B. Granulação:
5) Dissolver a PVP K30 em 60 gm de água.
6) Granular a mistura a seco com a solução aglutinante preparada na etapa 2.
7) Secar os grânulos húmidos numa secadora rápida a 60°C.
8) Passou os grânulos secos por #20.

C. Lubrificação:
9) O estearato de magnésio foi peneirado através de #60 e misturado com os grânulos secos. Foi misturado num misturador de 2 ltrans durante 5min

D. Revestimento (solução 10% p/p):
10)   O material de revestimento (em casa) e a água foram pesados com precisão.
11)   O material de revestimento foi disperso em água sob agitação constante e mexido durante 45 minutos.
12)   A solução foi filtrada através de tecido de musselina.
13)   A solução estava pronta para revestir as pastilhas do núcleo.

E. Parâmetros de Revestimento:
1) Aparelhagem   : Revestimento de   I&D
2) Velocidade   do tabuleiro :   22-24 RPM
3) Velocidade   da bomba :   0-1 RPM
4) Temperatura   de entrada :   60° C
5) Pressão   de ar :   1Kg/cm²

Julgamento : F6:

A.Procedimento :

1. Pesar e peneirar os ingredientes 1 e 2 até #40 e misturar durante 10 min. em misturador de cone duplo.

2. Preparação da dispersão de drogas:

Misturar o polissorbato 80 com água e dissolvê-lo completamente.

Dispersar raloxifeno para dentro e depois adicionar PVPK30 e misturar bem.

3. Transferir 1 para o Glatt e pulverizar por cima a dispersão para ele.

4. A granulação foi feita à temperatura de entrada 70^{0C}.

5. Os grânulos foram secos até 50^{0C}

6. Os grânulos secos foram peneirados através de #24

7. Penetrar crosspovidone até #40 e misturado a 6

8. Penetrar estearato de magnésio através de #60 e misturar com 7 durante 5min

B.Coating (solução a 10% p/p):
O mesmo que no julgamento anterior.1

C.Coating Parameters:
O mesmo que no julgamento anterior.1

Tempo de desintegração

Prova 1 (min)	Prova 2 (min)	Prova 3 (min)	Prova 4 (min)	Prova 5 (min)	Prova 6 (min)	Prova 7 (min)	Prova 8 (min)
6.21	6.31	5.91	6.18	7.13	7.33	6.28	7.01

Dissolução (% Libertação)

Hora	Inovador	F1	F2	F3	F4	F5	F6	F7	F8
0	0	0	0	0	0	0	0	0	0
5	31.33	60.47	47.68	26.75	23.53	40.01	29.54	21.32	25.02
10	74.92	83.07	61.31	51.32	51.63	60.12	70.21	54.01	50.34
15	95.37	85.82	71.93	63.7	70.06	82.55	89.82	69.83	75.54
30	101.02	89.73	88.38	71.01	81.92	92.86	94.42	76.89	84.92
45	102.28	90.01	93.58	88.31	89.19	94.01	97.63	88.39	92.48
60	101.83	93.76	97.89	91.45	93.81	97.21	98.85	92.32	96.27

Gráfico de dissolução para F1 a F4

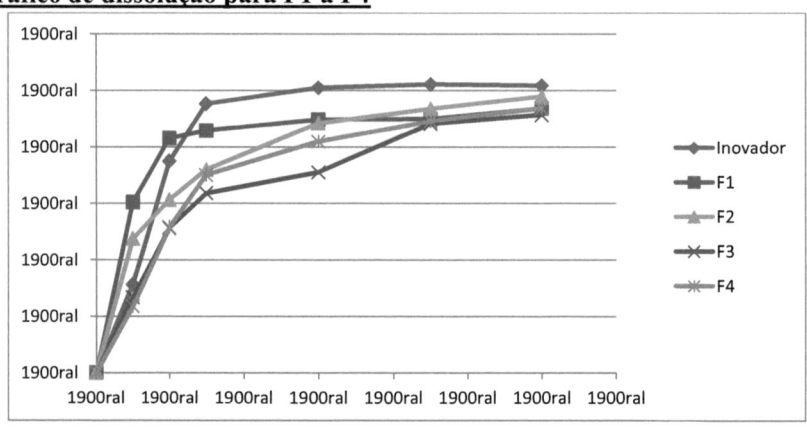

Gráfico de dissolução para F5 a F8

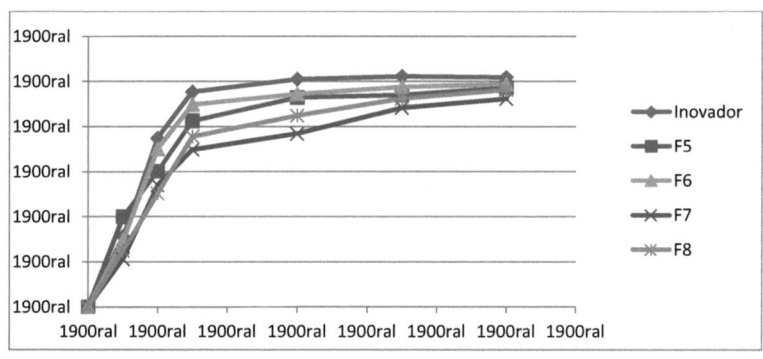

Resumo para resposta

Resposta	descrição	Unidades	observações	Mínimo	Máximo	Média
Y1	Tempo de desintegração	min	8	6.39	7.33	6.872
Y2	Dissolução	%	8	91.45	98.35	95.195

Os dados de resposta foram analisados através da utilização de software especializado em design de facilidade estatística. O software fornece uma análise estatística dos dados. O efeito de interacção destes factores de formulação sobre a libertação do medicamento pode ser estudado utilizando os resultados da análise estatística.

Efeito da desintegração

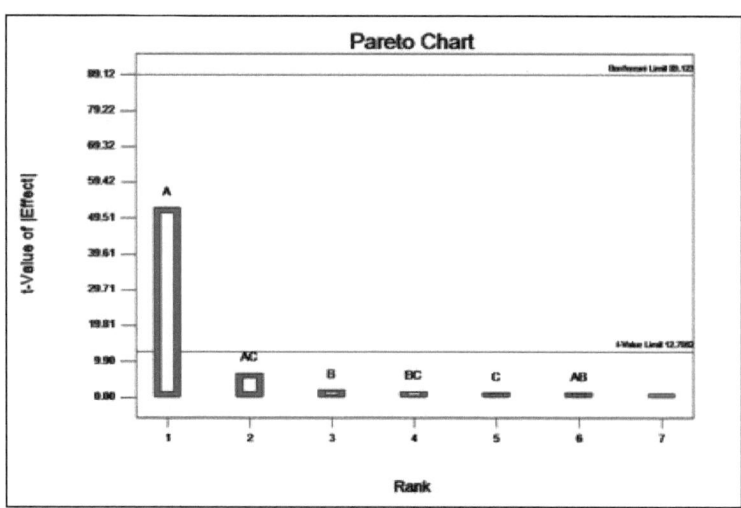

Fig. Gráfico de Pareto mostrando alguns factores que afectam a resposta

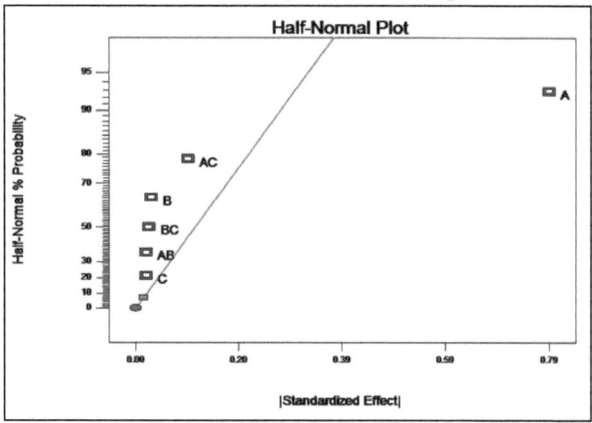

Fig. Gráfico Meio gráfico normal - os factores do lado esquerdo da linha são significativos

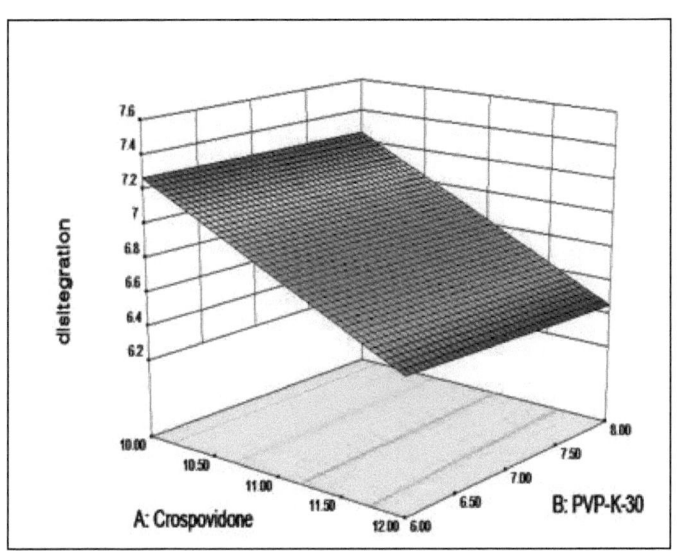

Fig. Gráfico 3D mostrando o efeito das variáveis de formulação no tempo de desintegração

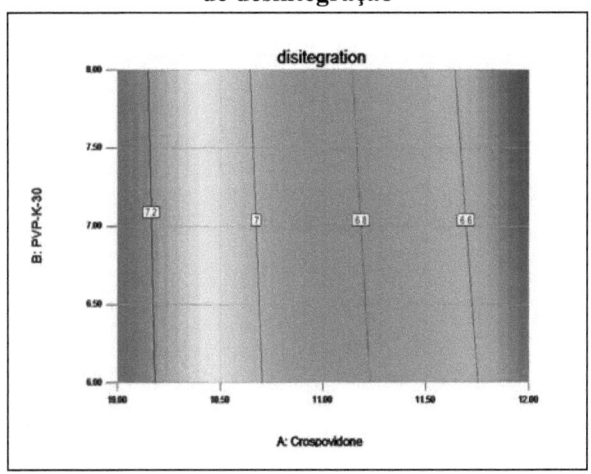

Gráfico de contorno mostrando o efeito das variáveis de formulação na desintegração

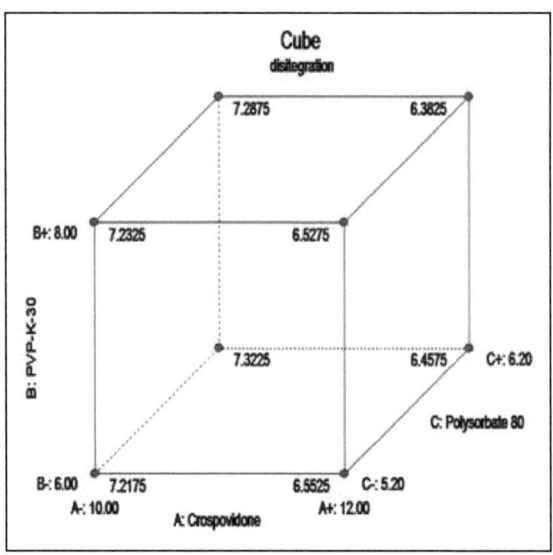

Fig. Dados em cubo mostrando a resposta real de um determinado ensaio factorial

Análise estatística da desintegração

Fonte	Soma dos quadrados	Graus de liberdade	Quadrado médio	F Valor	Valor P	Significado
Modelo	1.26	6	0.21	465.59	0.0355	Significativo
A-Crosspovidone	1.23	1	1.23	2738.78	0.0122	Significativo
B-PVPK30	1.80E-03	1	1.80E-03	4	0.2952	Significativo
C-Polissorbato 80	8.00E-04	1	8.00E-04	1.78	0.4097	Significativo
Resíduo Significativo	4.50E-04	1	4.50E			
C ou Total	1.26	7				

O valor do Modelo F de 465,59 implica que o modelo é significativo. Existe apenas uma probabilidade de 3,55% de que um "Modelo F de valor" deste tamanho possa ocorrer devido ao ruído. Valores de "Prob > F" inferiores a 0,0500 indicam que os termos do modelo são significativos. Neste caso, A são termos de modelo significativos.

Equação final em termos de factores codificados

Tempo de desintegração= 6,87 -0,39 A -0,015 B-1,00E-02

Sinal Negativo Antes de cada coeficiente indica que com a diminuição do nível de cada factor diminui a resposta

Equação final em termos de factores reais

Tempo de desintegração= 3,3715 + 0,2475(Crosspovidone) + 0,2375(PVPK30) + 1,255 (Polissorbato 80)

Sinal Positivo Antes de cada coeficiente indica que com o aumento do nível de cada factor aumenta a resposta

Efeito da Dissolução

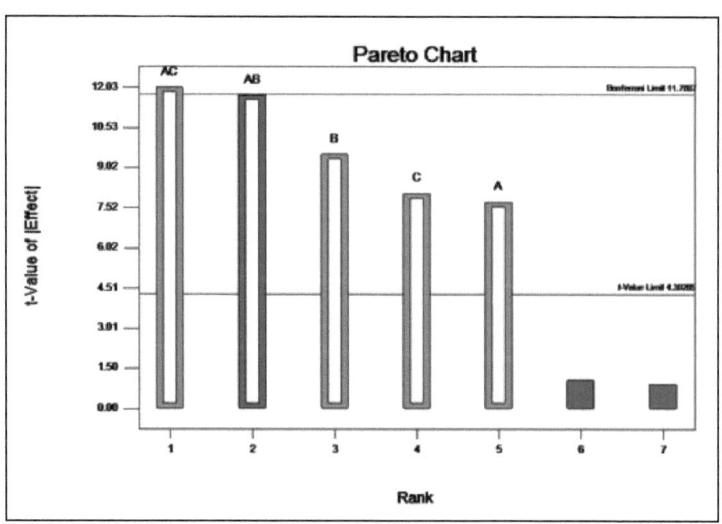

Fig. Gráfico de Pareto mostrando factores que afectam significativamente a resposta

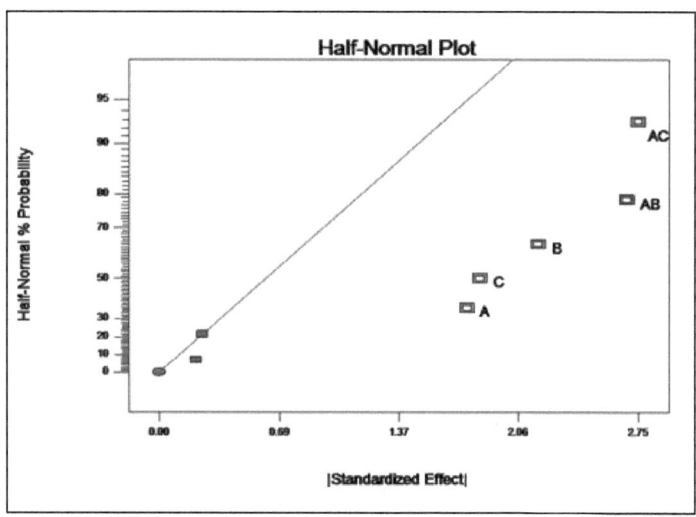

Fig. Gráfico Meio gráfico normal - os factores para o lado direito da linha são significativos.

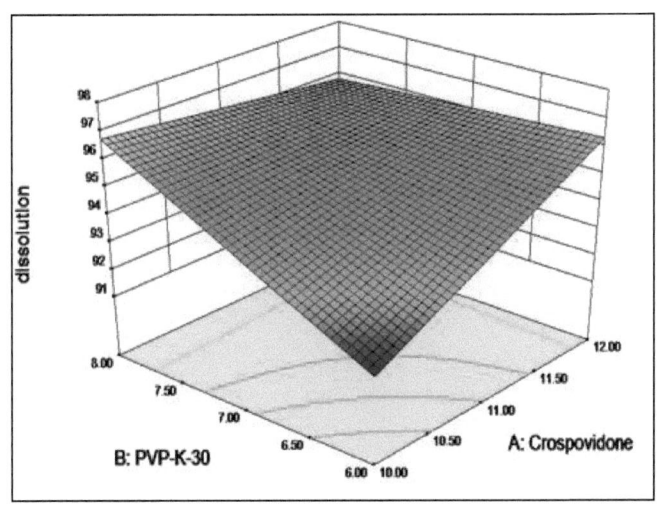

**Fig. Gráfico 3D mostrando o efeito das variáveis de formulação na %
Libertação**

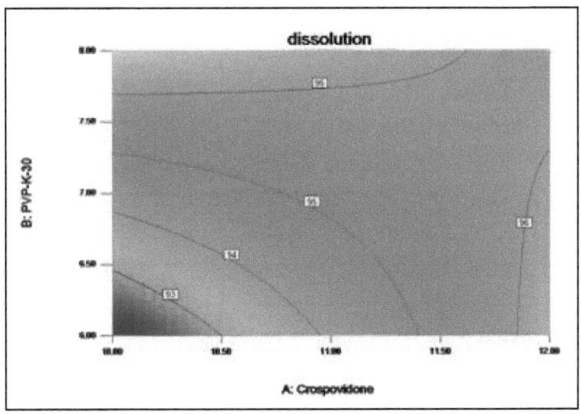

**Gráfico de contorno mostrando o efeito das variáveis de formulação na %
Libertação**

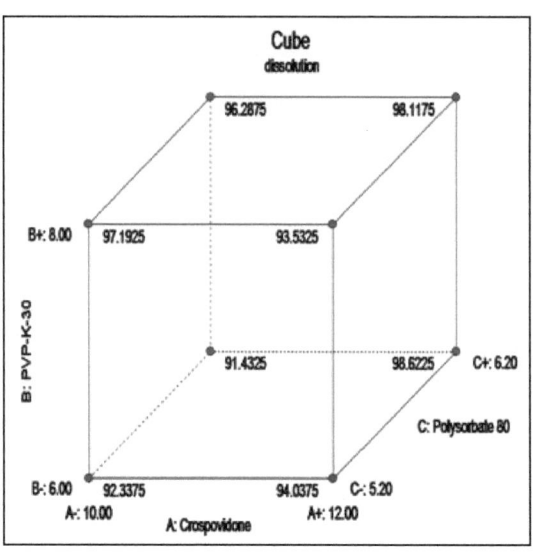

Fig. dados em cubo mostrando a resposta real de um ensaio factorial específico

Análise estatística da % Libertação

Fonte	Soma dos quadrados	Graus de liberdade	Quadrado médio	F Valor	Valor P	Significado
Modelo	51.897	5	10.3795	99.683553	0.0100	Significativo
A-Crosspovidone	6.230	1	6.23045	59.836254	0.0163	Significativo
B-PVPK30	9.461	1	9.46125	90.864345	0.0108	Significativo
C- Polissorbato 80	6.77	1	6.7712	65.029531	0.0150	Significativo
Resíduo Significativo	0.208	2	0.104112			
C ou Total	52.106	7				

O valor do Modelo F de 99,68 implica que o modelo é significativo. Existe apenas uma probabilidade de 1,00% de que um "Modelo F de valor" deste tamanho possa ocorrer devido ao ruído.

Valores de "Prob > F" inferiores a 0,0500 indicam que os termos do modelo são significativos. Neste caso, A, B, C, AB, AC são termos de modelo significativos.

Equação final em termos de factores codificados:

% Libertação = 95.195 + 0.8825A + 1.0875B + 0.92C

Equação final em termos de factores reais:

% Libertação = 136.3185 - 5.384(Crosspovidone) + 15.8275(PVPK30) - 28.355(Polysorbate 80)

Sinal Positivo Antes de cada coeficiente indica que com o aumento do nível de cada factor aumenta a resposta

Parâmetros de avaliação de F1 a F5

Sr. Não.	Parâmetros		Observação			
			T-01	T-02	T-03	T-04
1	L.O.D.(% p./p) a 60oC		1.58	1.29	1.59	1.03
2	Densidade a granel(gm/ml)		0.497	0.519	0.553	0.579
3	Densidade batida(gm/ml)		0.703	0.721	0.759	0.801
4	Índice de compressibilidade (%)		27.85	28.93	30.10	31.09
5	Relação de Hausner		1.414	1.389	1.372	1.383
6	Análise granulométrica (%)	20#	0	0	0	0
		40#	15.39	16.66	17.85	28.20
		60#	21.86	15.95	19.23	21.23
		80#	8.06	5.09	8.09	6.25
		100#	15.29	16.58	18.58	13.89
		Receptor	39.4	45.70	36.25	30.43
7	Mesa principal	Variação de peso(mg)	3-5	5-8	4-8	5-8
		Dureza(N)	50-58	70-80	90-100	90-100
		Espessura(mm)	4.21-4.24	4.22-4.25	4.23-4.30	4.21-4.29
		Friabilidade (%)	0.52	0.23	0.2	0.56
8	Comprimido revestido	Variação de peso(mg)	5-8	4-8	3-5	4-8
		Dureza(N)	55-65	75-85	90-100	90-100
		Espessura(mm)	4.29-4.31	4.28-4.33	4.26-4.32	4.30-4.35

Parâmetros de avaliação de F5 a F8

Sr. Não.	Parâmetros			Observação			
				T-05	T-06	T-07	T-08
1	L.O.D.(% p./p) a 60oC			1.58	1.29	1.59	1.16
2	Densidade a granel(gm/ml)			0.497	0.519	0.553	0.549
3	Densidade batida(gm/ml)			0.703	0.721	0.759	0.783
4	Índice de compressibilidade (%)			27.85	28.93	30.10	29.28
5	Relação de Hausner			1.414	1.389	1.372	1.426
6	Análise granulométrica (%)	20#		0	0	0	0
		40#		15.39	16.66	17.85	27.36
		60#		21.86	15.95	19.23	19.85
		80#		8.06	5.09	8.09	6.92
		100#		15.29	16.58	18.58	19.35
		Receptor		39.4	45.70	36.25	26.52
7	Mesa principal	Variação de peso(mg)		3-5	5-8	4-8	3-5
		Dureza(N)		50-58	70-80	90-100	70-80
		Espessura(mm)		4.21-4.24	4.22-4.25	4.23-4.30	4.25-4.31
		Friabilidade (%)		0.52	0.23	0.002	0.563
8	Comprimido revestido	Variação de peso(mg)		5-8	4-8	3-5	5-8
		Dureza(N)		55-65	75-85	90-100	75-85
		Espessura(mm)		4.29-4.31	4.28-4.33	4.26-4.32	4.28-4.30

V. PERFIL DO INOVADOR:

S. Não	Parâmetro	Dados
1.	Nome de marca	Evista
2.	Empresa	Eli Lilly
3.	País	EUA
4.	Pontos fortes	60mg
5.	Formas de dosagem	Comprimidos
6.	Composição	Cada comprimido contém 60 mg de Raloxifene HCl. Ingredientes inactivos: Lactose anidra, Cera de Carnaúba, Crosspovidona, FD &C Blue No.2Al lago, Hipromelose, Lactose mono-hidratada, Estearato de magnésio, Esmalte farmacêutico modificado, Polietilenoglicol, polissorbato 80, povidona, Propilenoglicol e dióxido de titânio.
7.	Descrição	Comprimidos revestidos de película elíptica branca impressos num dos lados com "LILLY" e o código do comprimido "4165" em tinta azul comestível.
8.	Tamanho	Comprimento: 12,16- 12,21 mm Largura: 6,63-6,64 mm
9.	Forma	Elíptica
10.	Tempo de desintegração	6 1/2 - 7 mins
11.	Espessura	Espessura: 4,38-4,44 mm
12.	Tamanho da embalagem	100 Comprimidos(Sem dessecante e lã de algodão está presente)
13.	LOD	Prova1-3.69 Prova2-3.80
14.	Dureza	96-102 N
15.	Ensaio	99.25 %
16.	Armazenamento	Sala controlada Temp. 20-250C(68-770F)

➢ *Parâmetros Físicos do Inovador:*

Parâmetro	Informação
Nome de marca	Separador Evista

Empresa	Eli Lilly
Descrição	Comprimidos de cor branca
Reivindicação do rótulo	Cada comprimido revestido com película contém: • Raloxifeno HCl.- 60 mg

➤ Detalhes do Produto Inovador:

Sr. Não.	Aparência física	Peso do Comprimido (mg)	Espessura De Tablet (mm)	Dureza De Tablet (N)	Dimensão	
					Comprimento (mm)	Largura (mm)
1		248.1	4.38	96	12.21	6.64
2		248.8	4.39	98	12.18	6.64
3	Comprimido revestido em forma de cápsula branca	249.5	4.44	98	12.18	6.63
4		248.9	4.43	97	12.16	6.64
5		248.3	4.43	96	12.15	6.65
6		248.5	4.41	102	12.18	6.63
Média		248.7	4.41	97.83	12.17	6.63

➤ Dissolução & Ensaio inovador:

Parâmetro		Comprimido (Revestido)
Tempo de desintegração (min)		6min 30seg - 7 mins
Ensaio (%) Por HPLC	Raloxifeno HCl.	99.25 %

Dissolução:

Meios de comunicação social: Água +0,1 % polissorbato 80

Aparelhagem: Remar

Velocidade: 50 rpm

Volume: 1000mL

Tempo (Min)	Unidade-1	Unidade-2	Unidade-3	Unidade-4	Unidade-5	Unidade-6	Média

5	0.0	0.0	0.0	0.0	0.0	0.0	0.0
10	25.6	23.5	37.7	35.1	30.9	35.2	31.4
15	61.8	70.9	85.9	76.9	76.4	77.6	74.9
20	92.3	97.9	101.3	94.4	91.6	94.7	95.4
30	97.9	103.2	105.0	97.1	104.6	98.3	101.0
45	98.9	103.4	106.0	99.8	106.0	99.6	102.3
60	96.1	105.5	107.2	101.5	101.7	99.0	101.8

DISCUSSÃO

A. Estudo de pré-formulação:

A presente investigação foi levada a cabo para desenvolver e formular uma forma estável de dosagem oral sólida de RLX-HCl classe II. A forma de dosagem foi desenvolvida em comprimidos e os comprimidos foram preparados utilizando diferentes excipientes.

B. Estudo de Compatibilidade:

A partir dos resultados obtidos para o estudo de compatibilidade de excipientes, verificou-se que o medicamento candidato é compatível com os respectivos excipientes em avaliação com base na observação física. Assim, os excipientes escolhidos podem ser utilizados nos ensaios de formulação.

C. DISCUSSÃO GERAL SOBRE TODOS OS ENSAIOS 1-10

- **TRIAL 01**

Prova 01 tomada com réplica do inovador, tomando HPMC 3cps como aglutinante . O limite foi observado durante a compressão. Os comprimidos falharam no teste de Friabilidade,a dureza não foi atingida. O tempo de desintegração do comprimido foi considerado muito baixo. A libertação foi tão rápida que não coincide com o inovador. A dissolução em 5 min. foi de 64% indica a libertação rápida e não foi satisfatória. O fluxo da mistura final não foi tão bom devido à utilização de ligante de baixa viscosidade. Deve ser utilizado um ligante diferente para optimizar o ligante.

- **TRIAL 02**

Para o ensaio 02, realizado com o aumento da concentração de HPMC 3cps, o fluxo da mistura final não foi bom, os comprimidos falharam no teste de friabilidade. A dureza foi atingida até 70-80N mais do que aquele limite foi observado. O tempo de desintegração dos comprimidos não foi satisfatório, a libertação foi mais rápida do que inovadora, a dissolução em 60 min foi de 67% não foi satisfatória.

- **TRIAL 03**

O lote experimental foi tomado com o aumento da viscosidade do HPMC para 6cps. O grânulo não estava na proporção adequada, foram obtidos grânulos mais duros. Formam-se grumos durante a granulação e após a secagem que se tornou mais dura e observa-se um problema de processamento. Observa-se uma variação de peso durante a compressão. O Tablet passou no teste de friabilidade. A dureza foi alcançada até 100 N. O Tablet desintegrou-se muito lentamente, ou seja, aumento do DT. Dissolução em 60 min. verificou-se ser de 72%, o que não foi satisfatório.

- **TRIAL 04**

O lote experimental foi tomado usando a mesma fórmula mas aqui, em vez de ac-di-sol, foi tomado crosspovidone como superdissintegrante para melhorar o tempo de desintegração e as propriedades físicas do comprimido, Fluxo de mistura final não tão bom mas que muda marcadamente em relação ao lote anterior.

- **TRIAL 05**

O lote experimental foi tomado usando PVP K 30. Foi observada uma limitação durante a compressão. Os comprimidos passaram no teste de Friabilidade. A dureza não foi atingida até ao limite desejado. O tempo de desintegração da pastilha foi considerado baixo. A libertação foi tão rápida que não coincide com a do inovador.

- **TRIAL 06**

O lote experimental foi tomado pela concentração aumentada de PVP K 30 para optimizar a concentração de PVP K 30 e para observar a propriedade da mistura em concentração aumentada. O fluxo da mistura final foi bom. Os comprimidos foram aprovados no teste de Friabilidade.4 O tempo de desintegração do comprimido foi superior ao do lote anterior.4 A libertação não foi satisfatória

- **TRIAL 07**

O lote experimental foi tomado para optimizar a concentração de PVPK30. O fluxo da mistura final foi bom e não se observou variação de peso durante a compressão, não se observou aderência durante a compressão. O comprimido passou no teste de friabilidade. A desintegração foi bastante menor do que a do inovador. A libertação foi inicialmente rápida.

- **TRIAL 08**

O lote de ensaio foi obtido utilizando polissorbato 80 para melhorar o perfil de libertação. A Crosspovidona foi adicionada intragranularmente e extragranularmente, o que melhorou o fluxo DT da mistura final foi bom, não se observando variação de peso durante a compressão. Não se observou qualquer variação de peso durante a compressão. O comprimido passou o teste de friabilidade. A dureza foi alcançada O tempo de desintegração foi mais próximo do inovador. A libertação foi mais próxima do inovador

- **TRIAL 09**

O lote experimental foi tomado pela mesma fórmula do lote anterior, mas a concentração de polissorbato80 foi aumentada. O fluxo da mistura final é bom. A variação de peso não é observada durante a compressão. A colagem não é observada durante a compressão. O ensaio passou no teste de Friabilidade. A dureza foi obtida perto de 100N.DT do comprimido inicial é igualada com o produto inovador

- **Prova 10**

  O lote experimental foi tomado pela mesma fórmula que o lote anterior com ligeiro aumento da concentração de PVPK30. O fluxo de mistura foi bom mas o DT não foi satisfatório e a libertação foi lenta em comparação com o lote anterior.

Concepção Factorial para optimizar a fórmula:

  O desenho Fatorial [23] foi aplicado para estudar os efeitos das variáveis de formulação sobre os factores de resposta como o tempo de desintegração e dissolução (% libertação).

Variáveis independentes...

1) Quantidade de Crosspovidone,

2) Quantidade de PVPK30

3) Quantidade de polisorbato 80

Variável dependente...

1) Tempo de desintegração

2) % Libertação

  Como foram aplicados [23] factoriais, foram obtidos 8 ensaios, dos quais 6 foram a formulação optimizada.

D. RESULTADOS E DISCUSSÃO SOBRE O ENSAIO OPTIMIZADO NO 06

- *Propriedades do fluxo do pó:*

  As propriedades de fluxo da droga pura foram levadas a cabo e os resultados indicam que a droga mostra um fluxo passível. Assim, foi decidido formar grânulos que foram feitos por técnica de granulação húmida, utilizando um ligante apropriado para importar um bom fluxo, bem como a compressibilidade.

- **Avaliação dos Parâmetros de Formulação:**

A avaliação foi dividida principalmente em

  - Parâmetros de pré-compressão
  - Parâmetros de pós-compressão.

- *Parâmetros de Pré-Compressão:*
  - *Perda na secagem (LOD)* - LOD de grânulos secos mantidos no nível por secagem a 60°C e optimizar o tempo de secagem para atingir LOD em particular para o ensaio 10 é de 1,51% p/p dentro de um limite.
  - *Características do fluxo do pó:* A decisão de escolher o método de granulação húmida para granulação e de escolher a quantidade óptima de lubrificante eliminou o problema de fluxo da mistura em pó em ensaios anteriores e as propriedades de fluxo da mistura foram consideradas satisfatórias.

Densidade a granel(gm/ml)	0.579
Densidade batida(gm/ml)	0.801
Índice de compressibilidade (%)	31.09
Relação de Hausner	1.383

- *Análise de peneiras:* A Análise de Peneiras por agitador mecânico mostra que havia uma boa mistura de finos e grânulos que resulta num bom fluxo e reduz os problemas de variação de peso.

Tabela: Análise granulométrica (%)

Peneira n° (#)	% Wt retido
20#	0
40#	28.20
60#	21.23
80#	6.25
100#	13.89
Receptor	30.43

➢ *Parâmetros de Pós-Compressão:*
- *Avaliação de Espessura: A* espessura dos comprimidos foi observada **4,21-4,29mm** por Vernier Caliper. Os resultados obtidos não mostraram qualquer desvio da espessura da pastilha.
- *Teste de dureza: A* dureza do comprimido foi medida em unidade 'Newton' em aparelho de teste de dureza digital. A dureza dos comprimidos foi considerada uniforme no intervalo **95-90-100N** para o trilho final que corresponde ao inovador.
- *Teste de desintegração:* O teste de desintegração foi realizado em Electro lab (ED-2AL). O tempo de desintegração de 6 comprimidos foi de 5-8min, indicando que o tempo de desintegração dentro do limite de especificação e corresponde ao inovador.
- *Teste de Friabilidade:* A friabilidade foi levada a cabo utilizando o Friabilator Roche. A percentagem de friabilidade dos comprimidos era de **0,005%**, o que era inferior ao limite padrão de 1% indica que os comprimidos preparados são mecanicamente estáveis.

➢ *Uniformidade de conteúdo de drogas:*
Em Trial No-10 foi encontrado um conteúdo de medicamentos que varia entre 98% - 102%, o que está dentro do intervalo para RLX HCl. Indica a distribuição uniforme do fármaco nos comprimidos de cada formulação.

- *Valor F2:*

O factor de semelhança (F2) foi calculado entre a formulação inovadora e a formulação interna (Prova 6 = 95%) O valor do factor de semelhança na gama de 50-100 indica que existe Similaridade no perfil de libertação das formulações.

- *Estudo da exposição:*

Foram efectuados estudos de exposição de um ensaio seleccionado. No estudo de exposição, a formulação em casa e a formulação inovadora foram sujeitas a diferentes condições de stress ambiental como 80° durante 2 dias e em autoclave a 121°C durante 15 min. O resultado mostra um comportamento semelhante entre o ensaio-10 e o inovador em condições diferentes.

- *Estudo de Exposição do Ensaio Final-6*

Condições de armazenamento →	Temperatura ambiente		80°C		Autoclave	
Período →	Inicial		2 Dias (aberto)		A 121°C durante 15 min	
Formulações →	*Inovador*	*Prova 6*	*Inovador*	*Prova 6*	*Inovador*	*Prova 6*
Parâmetros ↓	Observações					
Aparência Física	Branco	Branco	Branco	Branco	Branco	Branco
Dureza (N)	104	102	108	110	Não Aplicável	
LOD (%)	2.13	1.98	1.52	1.32	2.89	2.74
D.T. (Sec.)	34-41	37-39	40-42	38-41	Não Aplicável	
Ensaio (%)	99.24	99.56	97.25	95.72	95.85	94.99
Dissolução (aos 60 min.)	98.77	98.10	97.56	96.56	Não Aplicável	
Impureza total (%)	1.232	1.884	1.23	1.64	2.23	2.59

- *Estudo de Estabilidade:*

Os estudos de estabilidade do ensaio final foram efectuados durante 2 meses, embalados em recipiente HDPE em câmara húmida (40°C/75% RH, 30°C/75% RH, 25°C/60% RH,)

O resultado dado na tabela para 1 mês, 2 meses mostra que todos os parâmetros de formulação, incluindo parâmetros físicos, perfil de impureza, uniformidade de conteúdo ou perfil de dissolução, estavam dentro do limite de especificação. Portanto, indica que o ensaio de formulação-6 optimizada é estável.

a. Observações de estabilidade do ensaio 6 para 40°C/75%RH

Condições de armazenamento →	Temperatura ambiente		40°C/75%RH				
Período →	**Inicial**		**1 Mês**		**2 Meses**		
Formulações →	*Ator inovador*	*Julgamento Final*	*Ator inovador*	*Ensaio final*	*Ator inovador*	*Ensaio final*	**Especificações**
Parâmetros ↓	Observações						
Aparência Física	Branco	Branco	Branco	Branco	Branco	Branco	*Nenhuma alteração deve ser observada*
Dureza (N)	104	106	106	105	109	107	*NMT 110N*
LOD (%)	1.98	1.86	1.82	1.74	1.56	1.64	*NMT 3.0%*
D.T. (seg.)	31-37	33-39	32-42	35-41	33-40	35-39	*NMT 50Sec.*
Impurezas *Impureza mais alta desconhecida (%)*	0.03	0.12	0.038	0.053	0.04	0.063	*NMT 0.2%*
Impureza Total	0.93	1.63	0.94	1.65	1.02	1.70	*NMT 2%*
Ensaio (%)	99.24	100.7	101.8	100.72	100.12	101.36	*98-102%*
Dissolução (em 60 min)	99.6	99	98.9	97.7	98.6	97.25	*NLT 95% em 60 minutos.*

b. Observações de estabilidade do ensaio 6 para 30°C/75%RH

Condições de armazenamento →	Temperatura ambiente		30°C/75%RH				
Período →	**Inicial**		**1 Mês**		**2 Meses**		
Formulações →	*Ator inovador*	*Julgamento Final*	*Ator inovador*	*Ensaio final*	*Ator inovador*	*Ensaio final*	Especificações
Parâmetros ↓	Observações						
Aparência Física	Branco	Branco	Branco	Branco	Branco	Branco	*Nenhuma alteração deve ser observada*
Dureza (N)	104	106	105	103	108	104	*NMT 110N*
LOD (%)	1.98	1.86	1.79	1.77	1.62	1.56	*NMT 3.0%*
D.T. (seg.)	31-37	33-39	30-36	35-42	32-38	34-39	*NMT 50Sec.*
Impurezas *Impureza mais alta desconhecida (%)*	0.03	0.12	0.018	0.031	0.039	0.042	*NMT 0.2%*

Impureza Total	0.93	1.63	0.94	1.65	1.02	1.70	NMT 2%
Ensaio (%)	99.24	100.7	100.6	99.92	101.32	100.56	98-102%
Dissolução (em 60 min)	99.6	99	99.69	98.57	99.26	98.15	NLT 95% em 60 minutos.

c. Observações de estabilidade do ensaio 6 para 25°C/60%RH

Condições de armazenamento →	Temperatura ambiente		25°C/60%RH				
Período →	Inicial		1 Mês		2 Meses		Especificações
Formulações →	Ator inova dor	Julgame nto Final	Ator inova dor	Ensa io final	Ator inova dor	Ensa io final	
Parâmetros ↓	Observações						
Aparência Física	Branco	Branc o	Branc o	Bran co	Branc o	Bran co	Nenhuma alteração deve ser observada
Dureza (N)	104	106	102	99	105	101	NMT 110N
LOD (%)	1.88	2.06	1.95	2.07	2.12	2.36	NMT 3.0%
D.T. (seg.)	31-37	33-39	30-36	28-32	32-37	30-37	NMT 50Sec.
Impurezas — Impureza mais alta desconhecida (%)	0.03	0.12	0.019	0.035	0.041	0.046	NMT 0.2%
Impurezas — Impureza Total	0.93	1.63	0.98	1.85	1.12	1.76	NMT 2%
Ensaio (%)	99.24	100.7	101.16	98.99	10.12	101.26	98-102%
Dissolução (em 60 min)	99.6	99	98.69	99.57	98.26	99.15	NLT 95% em 60 minutos.

> O pior estudo de caso:

O pior estudo de caso para a formulação final foi realizado para optimizar as fases críticas durante o processo de formulação. Neste caso, a mistura a seco, a granulação e a força de compressão foram consideradas como fases críticas que podem causar problemas se os parâmetros definidos variarem.

No conjunto, nestas diferentes etapas, a formulação e o estudo de desenvolvimento do comprimido **RLX HCl** foi realizado com sucesso e os resultados foram também considerados satisfatórios.

SÍNTESE

O principal objectivo do presente trabalho foi desenvolver comprimidos revestidos com película de libertação imediata de DROGAS ANTI OSTEOPORÓTICAS utilizando diferentes excipientes bem como diferentes aglutinantes, foram seleccionados para o estudo diferentes rácios de fármacos e excipientes. Foram tomadas diferentes conc. de aglutinante para optimizar a quantidade de aglutinante. A conc. de solubilizante (Polissorbato 80) e desintigrante (Crospovidona) também foi optimizada em conformidade. Após a fixação da proporção de fármaco, binder e desintigrante para a libertação imediata do fármaco no tempo desejado, foram tomadas diferentes experiências e o parâmetro em processo foi avaliado. Após avaliação do parâmetro in-process do comprimido, o estudo de libertação in vitro foi realizado em água com 0,1% de Polissorbato-80. Foi estudado o efeito da concentração de ligante e solubilizante. Os dados de dissolução foram analisados. Em seguida, foi analisado o perfil de dissolução em diferentes meios, ou seja, 0,1N HCl,6,8 tampão fosfato e 4,5 tampão acetato. Observou-se que os comprimidos revestidos continham PVP-K-30 como ligante,polissorbato-80 e poloxamer foi imediatamente libertado com sucesso em 1hr. Entre todas as formulações, a formulação Trial 09 que contém polissorbato-80, PVPK30 e crosspovidona que está presente intra e extra granularmente liberta a droga que pode corresponder ao perfil de dissolução em meios oficiais (água + Polissorbato-80 0,1%) com o produto inovador. Ao considerar este desenho factorial de lote foi escolhido para obter uma formulação optimizada. Foi aplicado um factorial de 2^3 que deu origem a 8 tiragens, das quais Trial6(F6) tinha mostrado o perfil DT e de libertação próximo do inovador. Este lote foi feito por processo de leito fluidizado (Glatt) que se verificou ser muito eficiente para produzir melhores grânulos do que outras técnicas que finalmente resultaram num melhor fluxo, melhoria tanto nas características de DT como de Dissolução.

Foram também realizados estudos de estabilidade (40±2°C/75±5%RH) durante 15 dias, 1 mês, 2 meses, 3 meses, e também o pior caso (2-8°C e 80°C) e os dados avaliados foram comparados com o produto inovador.

ÂMBITO DO FUTURO

Estudos futuros envolvendo a sua aptidão para aplicação a longo prazo, determinação do prazo de validade, biodisponibilidade e investigação clínica, eles são:-

- ❖ Estudos Invivo
- ❖ Estudos de escalonamento da formulação optimizada
- ❖ Estudos de biodisponibilidade
- ❖ Correlação Invivo-Invitro

Referência

1. *Artigo de Michelle Meadows* Greater Access to Generic Drugs *FDA Consumer article, Sept/Oct 2003*

2. "Food & Drug Administration, Generic Drugs": Perguntas e Respostas". Administração de Alimentos e Medicamentos. 12 de Janeiro de 2010. Recuperado em 2010-02-03.

3. Gleckman, H. (2002), "The Backlash Against Big Pharma," Business Week Online, 27 de Maio, acessível em http://www.businessweek.com.

4. Van Arnum, P. (2004), "The Generics Onslaught Begins", Chemical Market Reporter, 8 de Novembro.

5. Kyle, M.K. (2003), "Pharmaceutical Price Controls and Entry Strategies", documento de trabalho, Carnegie Mellon University.

6. Schering-Plough v. FTC (11ª Cir. 2005)

7. Produtos Medicamentos Aprovados com Avaliações de Equivalência Terapêutica, Prefácio.

8. Lachman.L. Liberman.H.A., Kanig. J. L., The Theory and Practice of Industrial Pharmacy, Terceira Edição

9. Brian K Alldredge; Koda-Kimble, Mary Anne; Young, Lloyd Y.; Wayne A Kradjan; B. Joseph Guglielmo (2009). Terapêutica aplicada: o uso clínico de drogas. Filadélfia: Wolters Kluwer Health/Lippincott Williams & Wilkins. pp. 101-3. ISBN 0-7817-6555-2

10. OMS (1994). "Assessment of fracture risk and its application to screening for postmenopausal osteoporosis" (Avaliação do risco de fractura e sua aplicação ao rastreio da osteoporose pós-menopausa). Relatório de um Grupo de Estudo da OMS". Série de relatórios técnicos **843 da** Organização Mundial de Saúde: 1–129. PMID 7941614

11. Old, JL; Calvert, M (2004). "Fracturas por compressão vertebral em idosos". Médico de Família Americano **69** (1): 111-6. PMID 14727827Retrieved 31 de Março de 2011.

12. Kim DH, Vaccaro AR (2006). "Fracturas por compressão osteoporótica da coluna vertebral; opções actuais e considerações para o tratamento". The spine journal : revista oficial da North American Spine Society **6** (5): 479-87.

13. Lawrence G. Raisz 2005;Patogénese da osteoporose: conceitos, conflitos, e perspectivas J Clin Invest. 115(12):3318-3325.   doi:10.1172/JCI27071

14. H. M. Frost NOV 2005 Dinâmica de remodelação óssea DOI: 10.1002/art.1780070512

15. Rai V K et al. 2010, Solubility enhancement of poorly water-soluble drug (raloxifene hydrochloride) by using different hydrophilic binders in solid dosage form pharmacie globale (IJCP) 3 (05)

16. Jagadish B, yelchuri R, K B, et al. 2010 Dissolução melhorada e biodisponibilidade do cloridrato de raloxifeno por co-moagem com diferentes superdisintegrantes. Chem pharm bull (Tóquio) mar; 58(3) :293-300.

17. Shailesh Sharma*, Puneet Bhardwaj, G.D. Gupta 2010 Formulação, Avaliação & Optimização de Comprimidos Dissolventes Bucais de Potássio Losartan: Efeito de Superdisintegrantes Co-processados Revista Internacional de Arquivos Farmacêuticos e Biológicos; 1(1): 76-83

18. www.ijps.info/INT.J.P H.SCI.,JAN-APR,2011;3(1)1038-1045

19. www. rjptonline.org/ Research J. Pharm. e Tech.2(2): Abril.-Junho. 2009

20. www.informahealthcare.com/doi/abs/10.1080/03639040802438365/ Abril de 2009, Vol. 35, No. 4 , Páginas 455-470

21. www. scholarsresearchlibrary.com/archive.html/ Der Pharmacia Lettre, 2009, 1 (2) 2[19-226]

22. www.ncbi.nlm.nih.gov/pubmed /2012 Mar;69(3):163-72.

23. Bandela JJ, Anupama CH. 2009 Advanced PEGylation for the development of raloxifene hydrochloride, medicamento BCS classe II. J Jovens Farmacêuticos;1:295-300

24. Zuurman K, Riepma KA, Bolhuis GK, et al. A relação entre a densidade aparente e a compactibilidade das granulações de lactose. Int J Pharm. 1994;102:1-9.

25. Bernabe I, Di Martino P, Joiris E, et al. Uma tentativa de explicar a variabilidade da capacidade de compressão da lactose. Pharm Technol Eur. 1997;9(1):42-51.

26. Hwang RC, Peck GR. Uma avaliação sistemática das características de compressão e comprimidos de vários tipos de lactose e fosfato dicálcico dibásico. Pharm Tech. 2001;25(6):54-68.

27. Shukla AJ, Price JC. Efeito do teor de humidade nas propriedades de compressão da lactose anidra de alto teor beta directamente compressível. Fármaco Dev Ind Pharm. 1991;17: 2067-2081.

28. Wang, JK, 2003. Concepção conceptual de um sistema de recirculação de ostras e camarões à base de microalgas. Engenharia Aquacultural 28, 37-46

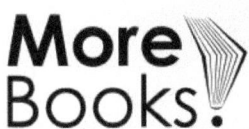
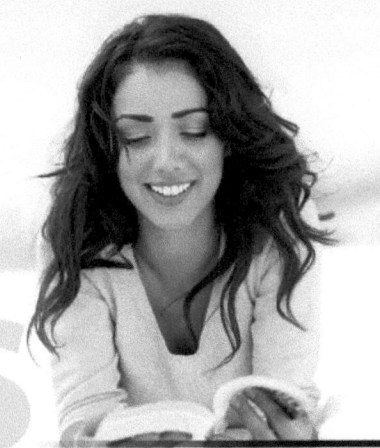

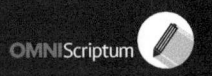

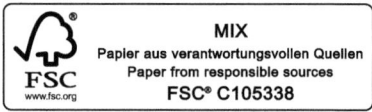